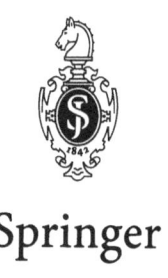

Springer

Springer
Milano
Berlin
Heidelberg
New York
Barcelona
Hong Kong
London
Paris
Singapore
Tokyo

Argomenti di Patologia Esofagea

Volume 5

a cura di
G. Bianchi Porro
F. Pace

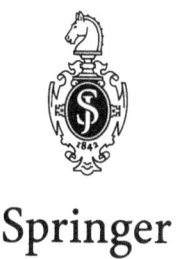

Springer

Prof. G. Bianchi Porro
Dr. F. Pace
Cattedra e Divisione di Gastroenterologia
ed Endoscopia Digestiva
Polo Universitario "L. Sacco"
Via G. B. Grassi, 74
20157 Milano

Springer-Verlag Italia
Una società del gruppo BertelsmannSpringer Science+Business Media GmbH

© Springer-Verlag Italia, Milano 2001

ISBN 88-470-0120-X

Quest'opera è protetta da diritto d'autore. Tutti i diritti, in particolare quelli relativi alla traduzione, alla ristampa, all'uso di figure e tabelle, alla citazione orale, alla trasmissione radiofonica o televisiva, alla riproduzione su microfilm, alla diversa riproduzione in qualsiasi altro modo e alla memorizzazione su impianti di elaborazione dati rimangono riservati anche nel caso di utilizzo parziale. Una riproduzione di quest'opera, oppure di parte di questa, è anche nel caso specifico solo ammessa nei limiti stabiliti dalla legge sul diritto d'autore, ed è soggetta all'autorizzazione dell'Editore Springer. La violazione delle norme comporta le sanzioni previste dalla legge.

La riproduzione di denominazioni generiche, di denominazioni registrate, marchi registrati, ecc. in quest'opera, anche in assenza di particolare indicazione, non consente di considerare tali denominazioni o marchi liberamente utilizzabili da chiunque ai sensi della legge sul marchio. Responsabilità legale per i prodotti: l'Editore non può garantire l'esattezza delle indicazioni sui dosaggi e l'impiego dei prodotti menzionati nella presente opera. Il lettore dovrà di volta in volta verificarne l'esattezza consultando la bibliografia di pertinenza.

Impaginazione: Graphostudio, Milano
Stampato in Italia: Arti Grafiche E. Gajani, Rozzano (MI)

SPIN 10792188

Prefazione

Esattamente cinque anni fa nasceva la Collana "Argomenti di patologia esofagea" che raggiunge, con l'attuale, il suo 5° volume, alla ragguardevole media di un nuovo volume all'anno. Anche se non è ancora tempo di bilanci, siamo sinceramente convinti che tale Collana abbia fornito ad una branca ultraspecialistica, come l'esofagologia, un apporto di nuove "forze" e di contributi, originali o di messa a punto, italiani e non, che migliorano la "visibilità" di tale disciplina e, speriamo, ne aumentano il livello complessivo scientifico e culturale, all'interno della grande madre Gastroenterologia.

In che cosa si caratterizza questo quinto volume?

Per dovere di ospitalità, in primo luogo, per la presenza di due autori "outstanding", l'uno americano (P. J. Kahrilas) l'altro europeo (E. C. Klinkenberg-Knol) che forniscono nuovi dati sul tema, rispettivamente, dell'importanza patogenetica dell'ernia jatale nel GERD e su quello della sua terapia di mantenimento. Sia l'uno che l'altro non hanno bisogno di essere presentati ed è stato un onore ed un privilegio ospitarli nella Collana.

La CCK, un ormone pleiotropico in gastroenterologia, e i suoi antagonisti recettoriali, sono la base di un capitolo di farmacologia di M. D'Amato, uno dei ricercatori con la maggiore esperienza a livello mondiale su questo tema.

Leonardo Marzio ed il suo gruppo toccano un argomento di quelli "difficili" in esofagologia, cioè l'inquadramento dei cosiddetti disordini aspecifici della motilità, dando elementi di chiarezza laddove essa è più che necessaria.

Il nostro gruppo si cimenta con la descrizione di un argomento decisamente negletto, ma ci pare non banale, anche nella sua frequenza di quotidiano riscontro, l'acantosi glicogenica.

Aldo Schicchi e coll. approcciano un "ever-green" della letteratura endoscopica specifica, le stenosi da caustici, fornendo un apprezzabile aggiornamento.

L'amico Savarino mette ordine nelle nostre idee, invero confuse, sull'esofagite da reflusso non erosiva, o come dicono gli americani, NERD, facendoci intravedere che la base del famoso iceberg è forse più profonda di quanto sospettavamo.

Due contributi del nostro polo Universitario riguardano una delle giunzioni epiteliali più "critiche" del nostro organismo, quella esofago-gastrica: il

Prof. Foschi e i suoi collaboratori presentano dati originali elettron-microscopici, mentre il Prof. Vago e coll. illustrano le basi anatomo-patologiche (e vorremmo aggiungere, epistemologiche) della "cardite" e della sequenza che porta dalla metaplasia all'adenocarcinoma.

Luigi Bonavina e il gruppo del Prof. A. Peracchia, con quella pacata, lucida ed esperta capacità espositiva che li contraddistingue, forniscono i dati di lungo periodo relativi all'intervento di Nissen in laparoscopia.

Infine, Mario Morino sintetizza con eleganza lo stato attuale delle conoscenze sulla sindrome di Mallory-Weiss, mentre Clara Virgilio porta un contributo della scuola endoscopica catanese sulla terapia con Argon plasma nel Barrett, un tema di cui certamente si parlerà ancora molto nei prossimi anni, verosimilmente anche nei prossimi volumi della Collana.

Questo, nelle grandi linee, il contenuto di questo volume, che pur essendo arrivato quinto, ci auguriamo non sia meno gradito dei precedenti.

Vogliamo qui ringraziare non solo tutti gli autori del volume, che così puntualmente hanno raccolto il nostro invito, ma anche e soprattutto AstraZeneca che, ancora una volta, ha offerto il suo generoso contributo alla sua realizzazione.

Gabriele Bianchi Porro
Fabio Pace

Indice

PARTE I

Hiatal hernia in the pathogenesis of gastroesophageal
reflux disease 3
P. J. Kahrilas

CCK, antagonisti dei recettori CCK_1 ed esofago 21
M. D'Amato, L. C. Rovati

Disordini aspecifici della motilità esofagea 39
L. Marzio, L. Grossi, A. F. Ciccaglione

Acantosi glicogenica 51
P. Molteni, G. Maconi, F. Pace, G. Bianchi Porro

Stenosi da caustici 59
A. Schicchi, S. Blanchi, M. Conio,

PARTE II

The long-term medical management of gastroesophageal
reflux disease 75
E.C. Klinkenberg-Knol

Malattia da reflusso gastroesofageo senza esofagite 87
V. Savarino, P. Dulbecco

La giunzione esofago-gastrica e l'esofago di Barrett
caratteristiche ultrastrutturali 105
D. Foschi, F. Pace, S. Pallotta, R. Allevi, E. Trabucchi

**Analisi critica dei risultati a distanza dell'operazione
di Nissen per la malattia da reflusso gastroesofageo** 119
L. BONAVINA, L. ANTONIAZZI, R. INCARBONE, A. PERACCHIA

**Cardite, metaplasia cardiale, displasia ed adenocarcinoma
del cardias: anatomia patologica** 137
P. FOCIANI, L. CARSANA, P. ZERBI, L. VAGO

Terapia con Argon plasma nel Barrett 147
C. VIRGILIO, S. COSENTINO

La sindrome di Mallory-Weiss: review 159
M. MORINO, F. REBECCHI, C. GIACCONE

Indice analitico 173

Elenco degli Autori

Allevi R, 105
Antoniazzi L, 119
Bianchi Porro G, 51
Blanchi S, 59
Bonavina L, 119
Carsana L, 137
Ciccaglione AF, 39
Conio M, 59
Cosentino S, 147
D'Amato M, 21
Dulbecco P, 87
Fociani P, 137
Foschi D, 105
Giaccone C, 159
Grossi L, 39
Incarbone R, 119
Kahrilas PJ, 3
Klinkenberg-Knol EC, 75
Maconi G, 51
Marzio L, 39
Molteni P, 51
Morino M, 159
Pace F, 51, 105
Pallotta S, 105
Peracchia A, 119
Rebecchi F, 159
Rovati LC, 21
Savarino V, 87
Schicchi A, 59
Trabucchi E, 105
Vago L, 137
Virgilio C, 147
Zerbi P, 137

Parte I

Hiatal hernia in the pathogenesis of gastroesophageal reflux disease

P.J. Kahrilas

Endoscopic and radiographic studies suggest that 50-94% of patients with gastroesophageal reflux disease (GERD) have a type I hiatal hernia while the corresponding prevalence in control subjects ranges from 13-59% [1-4]. With type I, or sliding hiatal hernia, there is a widening of the muscular hiatal tunnel and circumferential laxity of the phrenoesophageal membrane, allowing a portion of the gastric cardia to herniate upward (Fig. 1). With a well-developed hernia, the esophageal hiatus abuts directly on the transverse membrane of the central tendon of the diaphragm, and the anterior hiatal muscles are absent or reduced to a few atrophic strands [5]. The hiatus itself is no longer a sagittal slit but rather a rounded opening whose transverse diameter approximates the sagittal diameter in size. Associated with the widening of the hiatal orifice, the phrenoesophageal membrane becomes attenuated and inconspicuous in comparison to its normal prominence. However, although thinned, the phrenoesophageal membrane remains intact and the associated herniated gastric cardia is contained within the posterior mediastinum [6].

Although there are instances in which trauma, congenital malformation, and iatrogeny can be clearly implicated, a variety of lines of evidence suggest that type I hiatus hernia is usually an acquired condition. Allison observed that the typical age of onset was in the fifth decade of life [7]. Pregnancy has long been suspected to be an inciting factor [8, 9].

Northwestern University Medical School, Division of Gastroenterology and Hepatology, Dept. of Medicine, Searle Building Room 10-541, 303 East Chicago Ave, Chicago, IL 60611, USA

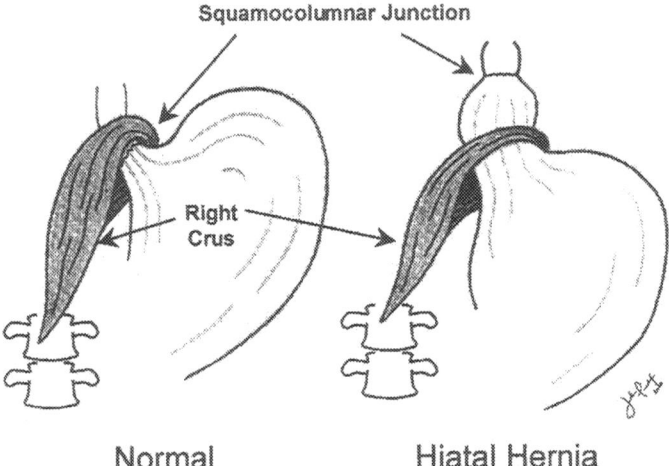

Fig. 1. The anatomy of the diaphragmatic hiatus in normal individuals and with hiatus hernia. In each case the right crus of the diaphragm splits into an anterior and posterior leaf which encircle the hiatus and then decussate with each other anterior to the esophagus. With large hiatal hernias, the crural elements become thinned and atrophic, diminishing their ability to provide sphincteric function. (From [47], with permission).

Conceptually, Marchand argues that the compounded stresses of age-related degeneration, pregnancy, and obesity take their toll on a relatively weak point of the anatomy. The positive peritoneo-pleural pressure gradient acts to extrude the abdominal contents into the chest. Although this extrusion is opposed by the entire surface of the diaphragm, of the openings through the diaphragm, only the esophageal hiatus is vulnerable to visceral herniation because it faces directly into the abdominal cavity. Furthermore, since the esophagus does not tightly fill the hiatus, the integrity of this opening depends upon its intrinsic structures, especially the phrenoesophageal membrane, which are designed to achieve a fine balance of mobility and stability [10]. Add to this vulnerability the repetitive stresses of deep inspiration, Valsalva, and vomiting, and then compound the stress by packing the abdominal cavity with adipose tissue or a gravid uterus and eventually the integrity of the hiatus is compromised. Another potential source of stress on the phrenoesophageal membrane is tonic contraction of the esophageal longitudinal muscle induced by gastroesophageal reflux and mucosal acidification [11].

Largely because of the inherent subjectivity in defining type I hiatal hernia, estimates of prevalence vary enormously, from 10% to 80% of the adult population in North America [6]. In fact, there is no standardized definition of what constitutes a sliding hiatal hernia. Figure 2 details the radiographic anatomy of the esophagogastric junction (EGJ), highlighting some of the difficulties. The globular structure that forms above the diaphragm during swallow-induced esophageal shortening is termed the phrenic ampulla, bounded from above by the distal esophagus and from below by the crural diaphragm. Emptying of the ampulla occurs between inspirations in conjunction with relengthening of the esophagus [12]. Type I hiatus hernia is an exaggeration of the normal phrenic ampulla, the estimated prevalence of which necessarily depends upon conventions of measurement. However, not all of the structures illustrated in Fig. 2 are always evident radiographically. When a B ring is evident, it is easy to apply the "2 cm between the B ring and the hiatus" criterion for defining a sliding hiatus hernia [13]. Commonly, however, only an A ring is evident radiographically, in which case the limits of the measurement defining hiatus hernia become arbitrary.

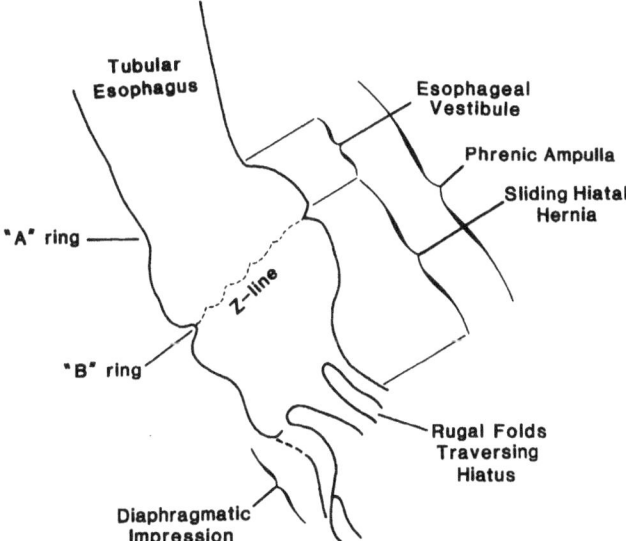

Fig. 2. Anatomical features of a sliding hiatus hernia as would be viewed radiographically during swallowing. The A ring is a muscular ring visible during swallowing which demarcates the superior margin of the lower esophageal sphincter (LES). The B ring at the squamocolumnar junction is present in only about 15% of individuals and allows for accurate division of the phrenic ampulla into the esophageal vestibule (A ring to B ring) and the sliding hiatus hernia (B ring to the subdiaphragmatic stomach). By convention, the distinction between normal and hiatus hernia is a "2 cm separation between the B ring and the hiatus." Rugal folds traversing the hiatus support the conviction that a portion of the stomach is supradiaphragmatic. (From [48], with permission)

In such cases, the demonstration of rugal folds traversing the diaphragm is often used as a defining criterion. In such instances, a sliding hiatal hernia is obvious regardless of technique when >3 cm of gastric pouch is herniated upward. Applying this criterion will, however, probably lead to a lower estimate of hiatus hernia prevalence.

In all probability, most type I hiatal hernias are asymptomatic and, even with larger type I hernias, the main clinical implication is the propensity to develop reflux disease. However, the importance of a type I hiatal hernia in this context is obscured by the misconception that this is an all or none, unidimensional phenomenon. It is more useful to view type I hiatal hernia as a continuum leading to progressive anatomical disruption of the EGJ with several distinct pathophysiological consequences. It is often said of reflux disease that it is a multifactorial process; hence, it is only reasonable to conceptualize hiatus hernia in the same way. Thus, the following discussion will examine mechanisms by which hiatus hernia impacts on the major pathophysiological aberrations of reflux disease: competence of the EGJ in preventing reflux and compromise of the process of esophageal acid clearance once reflux has occurred.

Pathogenesis of GERD

Symptomatic GERD results when the balance between aggressive forces (acid reflux, potency of refluxate) and defensive forces (esophageal acid clearance, mucosal resistance) tilts in favor of the aggressive forces. The intermittent nature of symptoms in some individuals with GERD suggests that the aggressive and defensive forces are part of a delicately balanced system. Significant aberration in any one of these pathophysiologic influences can result in tipping the balance of forces acting on the esophageal mucosa from a compensated condition to a decompensated condition (i.e., heartburn, esophagitis). Although GERD is multifactorial in etiology, with potentially important modifying roles played by mucosal defensive factors and differences in the potency of refluxate, the key events in the pathogenesis of GERD are reflux of acid and pepsin from the stomach into the esophagus and the effectiveness of esophageal acid clearance.

The complexity of the EGJ as an antireflux barrier has led to three dominant theories of the pathogenesis of EGJ incompetence: (1) transient lower esophageal sphincter (LES) relaxations, (2) hypotensive LES, and (3) anatomic disruption of the EGJ associated with a hiatal hernia. Transient LES relaxations (tLESRs) account for the overwhelming majority of reflux events in normal individuals and in patients with normal LES pressure at the time of reflux [14]. Transient LES relaxations appear without fixed temporal relation to an antecedent pharyngeal contraction, are unaccompanied by esophageal peristalsis, and persist for longer periods (>10 s) than do swallow-induced LES relaxations [15]. The likelihood of reflux occurring during a tLESR is influenced by both the circumstances of the recording and the temporal proximity to a meal, with reflux during as many as 93% or as few as 9% [16, 17]. As summarized in the ensuing section, hiatus hernia can potentially impact on reflux events attributable to both tLESRs and mechanisms associated with a hypotensive LES (stress reflux in which a relatively hypotensive LES is overcome and "blown open" by an abrupt increase of intra-abdominal pressure and free reflux that occurs without an identifiable change in either intragastric or LES pressure).

Once the esophageal mucosa has been acidified by reflux of gastric juice across the EGJ, the normal process of esophageal acid clearance (defined as restoration of esophageal pH to a value of 4 requires both effective esophageal emptying and normal salivation [18]. Esophageal emptying is defined as elimination of fluid from the esophagus. Thus, the two major potential causes of prolonged esophageal acid clearance are impaired esophageal emptying and impaired salivary function. Reduced salivary rate results in diminished salivary neutralizing capacity. Diminished salivation during sleep explains why reflux events during sleep or immediately before sleep are associated with markedly prolonged acid clearance times [19]. However, in the only large-scale analysis of salivary function in GERD, no difference was found between the resting salivary function of the patients with esophagitis, young controls, or age-matched controls [20].

Impaired esophageal emptying in reflux disease was inferred by the observation that patients with abnormal acid clearance times were improved by an upright posture or by head of bed elevation, suggesting that gravity could improve abnormal clearing [21]. Two mechanisms of impaired volume clearance have been identified: (1) peristaltic dysfunction; and (2) "rereflux" secondary to hiatal hernia. Significant findings of peristaltic dysfunction include the occurrence of failed peristaltic contractions and hypotensive (<30 mm Hg) peristaltic contractions that incompletely empty the esophagus [22]. Hiatal hernia and esophageal emptying will be discussed in a following section.

Hiatus hernia and transient LES relaxations

Despite the pathogenetic relationship that both hiatus hernia and tLESRs have with reflux disease there has, until recently, been no evidence linking the two conditions. A potent stimulus for the elicitation of tLESRs is gastric distension, probably through activation of tension receptors in the proximal stomach, particularly the gastric cardia [16, 23, 24]. With hiatal hernia, the gastric cardia containing these tension receptors for eliciting tLESRs has migrated proximally as part of the hernia pouch [25]. Thus, it is reasonable to hypothesize that this anatomic aberration may alter the function of these tension receptors and, in particular, their sensitivity for eliciting tLESRs. This hypothesis was tested in well-characterized normal controls and GERD patients using intragastric air infusion as a stimulus for tLESRs [26]. Three groups of subjects were studied: normal controls, GERD patients without hiatus hernia, and GERD patients with hiatus hernia. As evident in Fig. 3, gastric distension was a potent stimulus for tLESRs in normal subjects and

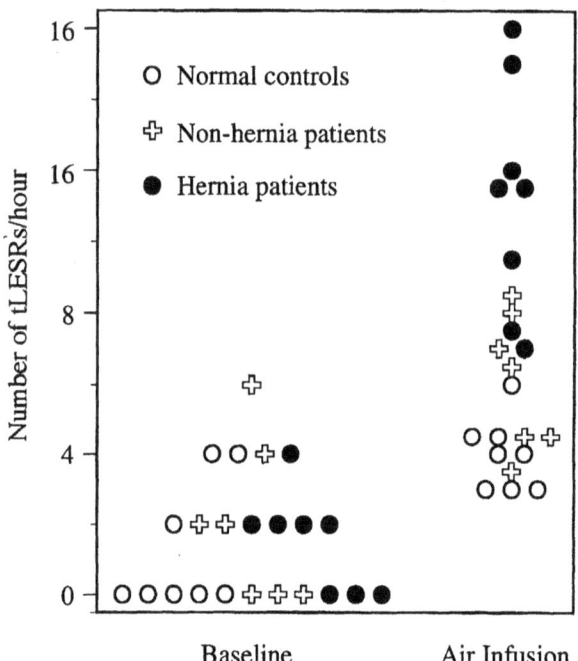

Fig. 3. Individual data on the frequency of transient lower esophageal sphincter relation (tLESR) in normal controls, non-hernia patients, and hernia patients during the baseline recording and during the period with intragastric air infusion. Air infusion significantly increased tLESR frequency in all subject groups. However, the median increase was 9.5/hr among the hernia patients compared to only 4.5/hr among the non-hernia patients and 4.0/hr among the normal controls. Thus, both patient groups had a significant higher tLESR frequency than the control group during air infusion and the hernia patients had a significant higher frequency than the non-hernia patients. (From [26], with permission)

in GERD patients with or without hiatus hernia. Similar proportions of tLESRs were associated with reflux in each subject group. Although the hernia subjects exhibited a significant amount of swallow-induced reflux, the augmentation of reflux during distension in all subject groups, was entirely attributable to an increase in tLESR frequency. Furthermore, the degree of augmentation in tLESR frequency was directly proportional to the size of hiatus hernia as gauged by the separation between the squamocolumnar junction (SCJ) and the diaphragmatic hiatus (Fig. 4). On the other hand, the threshold change in intragastric pressure (ΔIGP) for triggering tLESRs was similar among all subject groups (about 4 mmHg), suggesting that it was the perturbed anatomy of the EGJ associated with hiatal hernia in these GERD patients rather than an increased sensitivity of the relevant gastric receptors that predisposed to eliciting tLESRs.

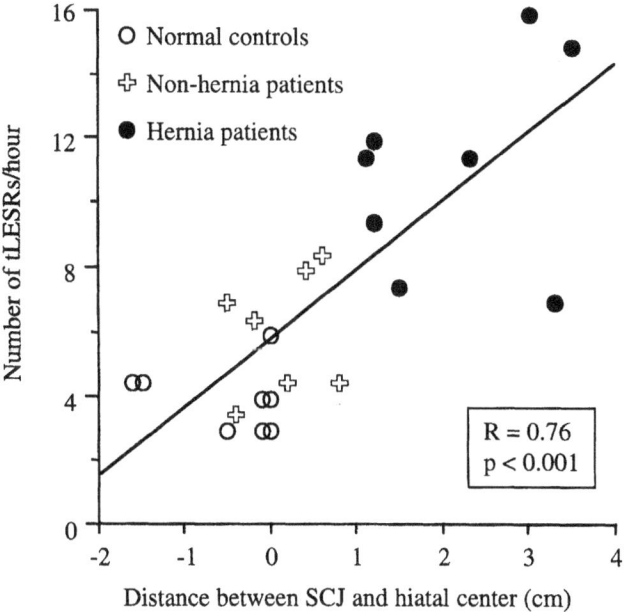

Fig. 4. Correlation of the distance between the squamocolumnar junction and the hiatal center and the number of transient lower esophageal sphincter relaxation (tLESRs) per hour during the period with intragastric air infusion for individual subjects. The squamocolumnar junction (SCJ) was marked with an endoscopically placed metal clip and its position relative to the hiatus determined fluoroscopically. Distension-induced tLESRs were more frequent with increasing size of hernia. (From [26], with permission)

The study discussed above was the first demonstrated linkage between hiatus hernia and tLESRs. However, it must be recognized that this was a carefully controlled experiment. Specifically, the tLESR frequency elicited by gastric distension in recumbent subjects was directly proportional to the degree of axial displacement of the SCJ relative to the midpoint of the diaphragmatic hiatus. Given this very specific context, one must be cautious in generalizing these findings. None the less, the evidence is compelling and, at the very least, emphasizes the need to incorporate anatomic variables into the experimental paradigm of investigations into the mechanism of reflux.

Hiatus hernia and the diaphragmatic sphincter

Theories of the mechanism of EGJ competence have seesawed between strictly anatomic explanations, focusing on type I hiatus hernia, and physiologic explanations, focusing on the vigor of LES contraction and ignoring the significance of anatomic factors. Current thinking recognizes contributions from both sphincteric components. However, before discussing recent experimentation, it is instructive to read the work of Allison, who had a masterful understanding of the EGJ [7], "...and that the position of the stomach in relationship to the diaphragm is only important in so far as the diaphragm acts as a sphincter."...When the right crus of the diaphragm contracts, its action on the cardia is twofold: first, it compresses the walls of the esophagus from side to side, and second, it pulls down and increases the angulation of the esophagus. Allison also understood the analogy between the EGJ and the anal sphincters, "The alimentary canal passes through two diaphragms, the thoracoabdominal and the pelvic. In each of these nature has adopted the same device to achieve continence. In each the canal is made to take a fairly abrupt bend, and at the bend is supported by an intrinsic and an extrinsic muscular mechanism. At the anorectal junction the internal sphincter is relatively well developed, but the main factor for continence is the puborectalis muscle which forms a lasso round the bend and hitches it forward to the back of the pubic bone. At the esophagogastric junction there is no thickening of the circular muscle fibers of the esophagus to form a sphincter, but the canal takes a bend forward and to the left, and this bend is lassoed and maintained by the right crus of the diaphragm which hitches it down to the lumbar spine."

Since the time of Allison's writings, the intrinsic sphincter of the EGJ (the LES), was described and much of his elegant conjecture forgotten. However, recent physiologic investigations have again advanced the "two sphincter hypothesis" of EGJ competence, suggesting that both the LES and the crural diaphragm encircling the LES serve a sphincteric function [27-30]. The diaphragm augments the LES by a "pinchcock effect" of crural contraction, as suggested in Fig. 1. Evidence supporting a specialized sphincteric role of the crural diaphragm comes from the observation that the actions of the costal and crural parts of the diaphragm function independently during certain gastrointestinal functions. During esophageal distension, vomiting, and eructation, electrical activity of the crural fibers was absent at the same time as the dome of the diaphragm was entirely active, suggesting that the crural diaphragm participates in LES relaxation [31, 32]. This reflex inhibition of the crura disappears with vagotomy [33]. Thus, crural contraction augments the antireflux barrier during transient periods of increased intra-abdominal pressure such as occur during inspiration, coughing, or abdominal straining. As evident by the data in Fig. 5, the susceptibility to reflux under these

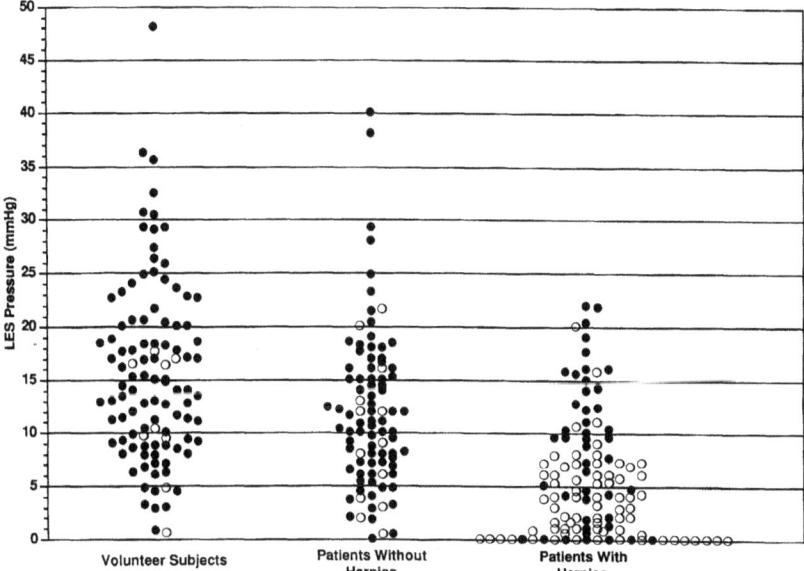

Fig. 5. Success or failure of individual provocative maneuvers (coughing, leg lifting, abdominal compression, Valsalva) at eliciting gastroesophageal reflux as a function of lower esophageal sphincter (LES) pressure among groups of normal controls, patients without hiatus hernia and patients with radiographically defined hiatus hernia. LES pressure values were determined immediately prior to the onset of the maneuver. *Open circles* indicate individual trials of provocative maneuvers associated with gastroesophageal reflux while *solid circles* indicate trials in which reflux did not occur. Reflux by the stress mechanism was much more easily elicited among the hiatus hernia patients. (From [49], with permission)

circumstances of abrupt increases in intra-abdominal pressure depends on both the instantaneous LES pressure and the integrity of the diaphragmatic sphincter [34]. Statistical modeling of the data in Fig. 5 suggests that the susceptibility to this mode of reflux is proportional to the size of a hernia [34]. The implication is that patients with hiatal hernia exhibit progressive disruption of the diaphragmatic sphincter proportional to the extent of axial herniation. Therefore, although neither hiatus hernia nor a hypotensive LES alone results in severe EGJ incompetence, the two conditions interact with each other as evidenced by the statistical modeling. This conclusion is consistent with the clinical experience that exercise, tight fitting garments, and activities involving bending at the waist exacerbate heartburn in GERD patients (most of whom have hiatal hernias), especially after having consumed meals that reduce LES pressure.

Another hypothesis regarding the interrelationship between hiatal hernia and the LES is that type I hiatus hernia in and of itself may diminish LES pressure, a hypothesis consistent with observations made both in both man and animal. Klein et al, studied the thoraco-abdominal junction of 10 patients after resection of the EGJ, including the entire intrinsic LES [35]. Subsequent manometric analysis revealed an end-expiratory intraluminal pressure of 6 ± 1 mmHg within the "sphincterless" EGJ, a value similar to the 3 ± 0.2 mmHg observed within the hiatal canal of hernia subjects [36]. Relevant animal data come from experimentally severing the phrenoesophageal ligament in dogs, analogous to the effect of axial hiatus hernia in which the ligament is stretched and its diaphragmatic attachments loosened [25, 37]. Severing the ligament substantially reduced peak EGJ pressure, which was then restored with reanastomosis [38]. In the case of the hiatus hernia patients, reducing the hernia is the equivalent of reanastomosing the phrenoesophageal ligament, and doing so will in effect increase the LES pressure by causing the hiatal canal pressure to be superimposed on the intrinsic LES pressure (Fig. 6) [36]. Perhaps, the only contradictory data are from diaphragmatic EMG recordings, which strongly support the notion of a phasic, but not tonic, diaphragmatic contribution to EGJ pressure [27-30]. However, relying upon EMG recordings to completely represent the diaphragmatic contribution to EGJ pressure ignores the possible contribution of passive forces such as diaphragmatic and arcuate ligament elasticity to intraluminal pressure. Certainly, in the case of the upper esophageal sphincter, such passive forces contribute an intraluminal pressure of similar magnitude after experimental abolition of the myogenic tone [39].

Another interesting observation pertains to the effect of hiatus hernia on the morphology of the LES high pressure zone. Not only does the peak pressure within the LES high pressure zone negatively correlate with the presence of hiatal hernia, but the overall length of the high pressure zone can be

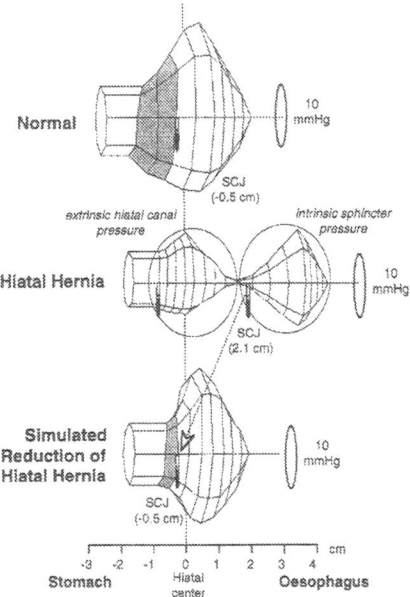

Fig. 6. Pressure topography of the esophagogastric junction of normal subjects (*top*) and hiatal hernia patients (*middle*). In the case of the hiatal hernia subjects, there are two distinct high pressure zones; one centered at position 0 which is the midpoint of the diaphragmatic hiatus and the second proximal to the squamocolumnar junction corresponding to the intrinsic lower esophageal sphincter (LES). All values of length and pressure are the medians of the subject groups. The *lower panel* illustrates a simulation of reducing the hiatal hernia by algebraically transposing the pressure values of the intrinsic LES (pressure peak proximal to the squamocolumnar junction) to within the extrinsically determined pressure of the hiatal canal. For each subject the positioning of the proximal high pressure zone was such that the squamocolumnar junction mucosal clip attained median normal position, 0.5 cm distal to the hiatus. The *shaded area* indicated the portion of the sphincter segment distal to the squamocolumnar junction in the normals and in the transposed panels. (From [36], with permission)

significantly reduced in patients with large hiatal hernias, principally because of loss of the segment distal to the SCJ (Fig. 6) [36]. This distal segment of the LES may be attributable to the sling fibers and clasp fibers of the gastric cardia, also referred to as the intra-abdominal segment of the esophagus [40, 41]. Liebermann-Meffert et al described a "fold transition line," evident in postmortem specimens, which appears analogous to the intragastric margin of the EGJ as imaged endoscopically and related to the angle of His as identified externally [40]. The SCJ was 10.5 ± 4.4 mm proximal to the fold transition line when measured along the greater curvature. Although the relevance of this distal sphincter segment is controversial, Hill et al, found the integrity of this "flap valve" to correlate with EGJ competence against an antegrade pressure gradient in postmortem experiments [42]. With progressive proximal displacement of the SCJ above the hiatus, this distal segment eventually becomes disrupted and splays open, creating a radiographically evident saccular structure identifiable as a non-reducing hiatal hernia [25]. These observations suggest that the observed shortening of the LES high pressure zone commented on by surgeons as indicative of a mechanically defective sphincter [41, 43] is probably largely a manometric correlate of a large, non-reducing hiatal hernia.

Compromise of esophageal emptying related to hiatus hernia

The defining abnormality with esophagitis is excessive mucosal acid exposure, which is dependent on both the frequency of reflux events and the time required to achieve acid clearance for each event. Prolongation of acid clearance among patients with reflux disease has long been recognized, especially with hiatus hernia while recumbent [44]. A series of investigations have demonstrated that hiatal hernias compromise fluid emptying from the distal esophagus [45, 46]. Mittal and co-workers used concurrent pH recording and scintiscanning to examine the efficacy of fluid emptying and acid clearance in patients with hiatal hernia and compared them to a group of esophagitis patients without hernias. Regardless of the presence of esophagitis, the hernia groups had impaired acid clearance because there was reflux from the hernia sac during swallowing [45].

Sloan and Kahrilas subsequently analyzed the mechanisms by which hiatal hernia impaired esophageal emptying, using simultaneous videofluoroscopy and manometry in patients with axial hiatal hernias compared to normal subjects [46]. Subjects were divided into three groups: (1) volunteers with a phrenic ampulla of <2 cm in length, (2) patients or volunteers with maximal ampullary or hiatal hernia length >2 cm that reduced between swallows (reducing hernia group), and (3) patients with hernias that did not reduce between swallows (non-reducing hiatus hernia). Each subject performed ten barium swallows and the outcome of each in terms of esophageal emptying was noted. Possible outcomes were of complete clearance, minimal clearance because of failed peristalsis, late retrograde flow of barium from the ampulla back up the tubular esophagus (Fig. 7), or early retrograde flow from the ampulla occurring coincident with LES relaxation (Fig. 8). As shown in Fig. 9, the overall efficacy of esophageal emptying was significantly impaired in both hiatus hernia groups, but it was especially

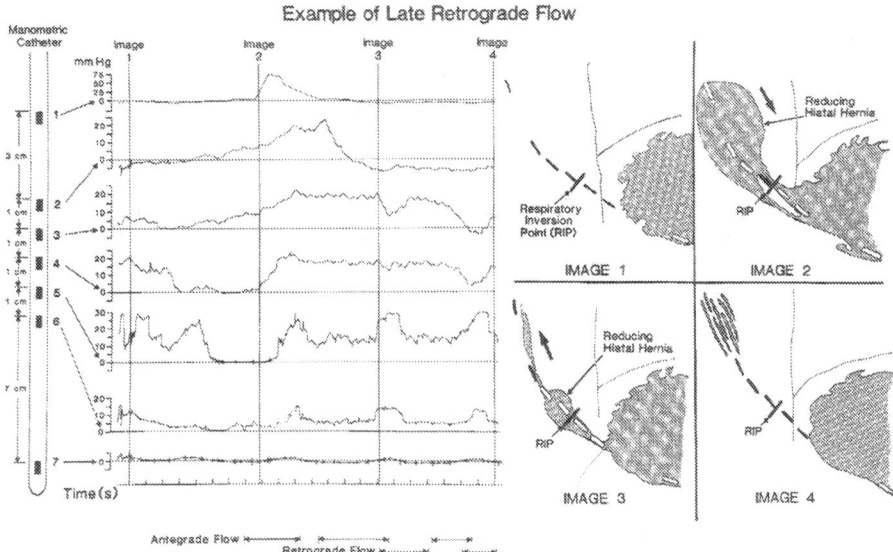

Fig. 7. Concurrent manometric and videofluorographic recording of a 10-ml barium swallow in a subject with a reducing hiatal hernia characterized by late retrograde flow. The tracings from the video images on the right correspond to the four selected times from the swallowing sequence indicated by the numbers at the top of the vertical lines intersecting the manometric record. The schematic diagram to the left indicates the relative spacing of the pressure sensing ports (side-holes located proximal to the markers in the fluoroscopic images). The lines at the bottom of the tracing indicate the timing and direction of barium flow. *Image 1* depicts the instant of swallowing when barium was visible only in the stomach. *Image 2* depicts the instant the stripping wave was at the level of the most proximal sensor; the hiatal hernia had formed and sensor 2, 3, and 4 were in a common cavity within the hernia. *Image 3* depicts when retrograde flow began at which point sensors 2 and 3 were above the hernia, sensor 4 was measuring intrahernial pressure, sensors 5 and 6 were at the level of the diaphragm, and sensor 7 remained within the stomach. *Image 4* shows residual barium in the distal esophagus and no hiatal hernia with sensor 3, 4, 5, and 6 now straddling the high pressure zone comprised of the lower esophageal sphincter and diaphragm. (From [46], with permission)

poor in the group with non-reducing hernias. The group with non-reducing hernias had complete emptying in only one third of test swallows and exhibited early retrograde flow, a phenomenon unique to this group, in almost half. "Rereflux" occurs predominantly during inspiration and can be attributed to loss of the normal one-way valve function of the crural diaphragm. By pinching off the distal esophagus, the crural diaphragm prevents back-

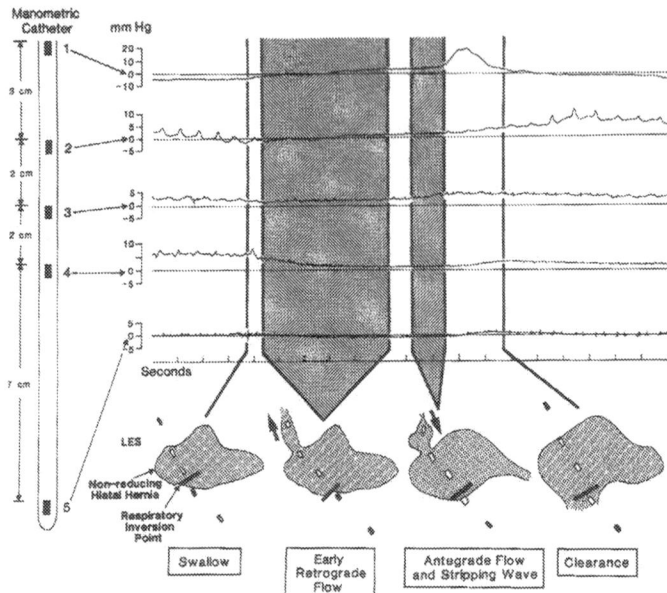

Fig. 8. Concurrent manometric and video recording of a 10-ml barium swallow characterized by early retrograde flow in a subject with a non-reducing hiatal hernia. *Tracings* from the video images are *below* the manometric record and correspond to the times on the manometric tracings intersected by the *vertical lines*. The schematic diagram to the *left* depicts the relative spacing of the pressure sensors whose tracings are depicted. The *arrows* next to the video image indicate the direction of barium flow. The first video image to the far left shows a barium-filled hiatal hernia at the time the swallow is initiated with sensor 1 in the distal esophagus, sensor 2 in the lower esophageal sphincter (LES), sensor 3 within the hernia, sensor 4 measuring crural contractile activity, and sensor 5 within the abdominal stomach. The second image was about 1 s after the swallow and depicts the onset of retrograde flow; intrahernial pressure was 2 mmHg and LES pressure was 0 mmHg. Retrograde flow continued for 5 s until the peristaltic contraction reached the distal esophagus. The third image depicts antegrade flow with the stripping wave progressing down the esophagus and LES pressure increasing to equal intrahernia pressure (~4 mmHg). The final image to the far *right* shows barium cleared from the esophagus with the LES pressure now exceeding intrahernial pressure. (From [46], with permission)

ward flow from the stomach during each inspiration when it would be favored by a positive abdominal-thoracic pressure gradient. This one-way valve function of the crural diaphragm is grossly impaired with large hiatal hernias because a gastric pouch persists above the diaphragm, as evident in Fig. 8 [46].

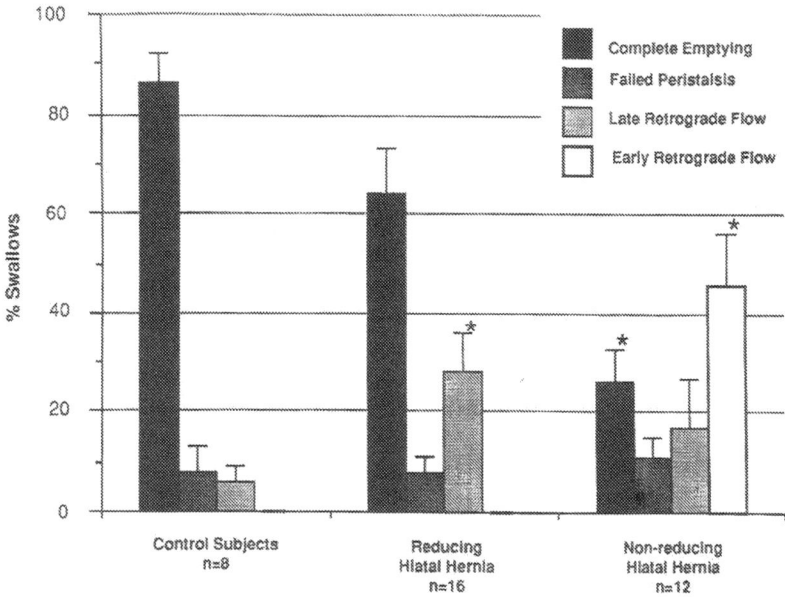

Fig. 9. Esophageal emptying results among subject groups based on 10 test swallows. Control subjects had complete esophageal emptying without retrograde flow in 86 ± 6% of test swallows compared to 61 ± 9% in the reducing hernia group and 31 ± 8% in the non-reducing hernia group ($p<.05$ vs. controls). The distinction between reducing hernia and non-reducing hernia was the radiographic observation of persistent rugal folds traversing the diaphragmatic hiatus in the non-reducing hernia group. The reducing hernia group exhibited significantly more instances of late retrograde flow (Fig. 7) ($p<.05$ vs. controls) and the non-reducing hernia group were the only individuals to exhibit early retrograde flow (Fig. 8) ($p<.001$ vs. other groups). (From [46], with permission)

Conclusions

The EGJ is anatomically and physiologically complex, making it vulnerable to dysfunction by several mechanisms. GERD has several potential causes, the unifying theme being increased esophageal acid exposure. A variety of lines of evidence suggest that hiatal hernia is a significant pathophysiologic factor in at least 50% of instances. However, the importance of hiatal hernia is obscured by imprecise usage of the term and the misconception that hiatal hernia is an all-or-none, unidimensional phenomenon. It is more accurate to view hiatal hernia as a continuum of progressive disruption of the EGJ, with larger hernias being of greater significance and invoking several pathogenetic mechanisms. The dynamic anatomy of the EGJ outlined herein highlights the difficulty of defining hiatal hernia and elucidating the relationship between hiatal hernia, the diaphragmatic hiatus, the LES and GERD. Hence, although it is clear that hiatal hernia is a contributing factor in the pathogenesis of GERD, it is equally clear that this condition is a multifactorial process that defies overly reductionist explanation.

Key messages

- Most patients with esophagitis have a type 1, sliding hiatal hernia which is usually an acquired condition.

- Hiatus hernia should not be viewed as an all or none phenomon but, rather, as a continuum of progressive disruption of the EGJ. The larger the hernia the more it physiologically disrupts the EGJ.

- Hiatus hernia leads to an increased number of reflux events by several mechanisms: increased train-induced reflux events, by reducing the LES pressure, and by increasing the susceptibility to distension-induced transient LES relaxations.

- Hiatus hernia impairs the process of esophageal acid clearance primarily by compromising the process of esophageal emptying. This is particularly significant with non-reducing hernias while in the supine posture.

References

1. Berstad A, Weberg R, FrØyshov Larsen I, Hoel B, Hauer-Jensen M (1986) Relationship of hiatus hernia to reflux oesophagitis. A prospective study of coincidence, using endoscopy. Scand J Gastroenterol 21:55-58
2. Ott, DJ et al (1985) Predictive relationship of hiatal hernia to reflux esophagitis. Gastrointest Rad 10:317
3. Wright RA, Hurwitz AL (1979) Relationship of hiatal hernia in endoscopically proved reflux esophagitis. Dig Dis Sci 24:311-313
4. Petersen H et al (1991) Relationship between endoscopic hiatus hernia and gastroesophageal reflux symptoms. Scand J Gastroenterol 26:921-926
5. Marchand P (1959) The anatomy of esophageal hiatus of the diaphragm and the pathogenesis of hiatus herniation. Thorac Surg 37:81-92
6. Skinner DB (1985) Hernias (hiatal, traumatic, and congenital). In: Berk JE (ed) Gastroenterology, 4th ed. Saunders Philadelphia, pp 705-716
7. Allison PR (1951) Reflux esophagitis, sliding hiatal hernia, and the anatomy of repair. Surg Gynecol Obstet 92:419-431
8. Rigler LG, Eneboe JB (1935)Incidence of hiatus hernia in pregnant women and its significance. J Thoracic Surg 4:262-268

9. Evans JR, Bouslog JS (1940) Hiatus hernia. Radiology 34:530-535
10. Marchand P (1957) A study of the forces productive of gastro-oesophageal regurgitation through the diaphragmatic hiatus. Thorax 12:189-202
11. Paterson WG, Kolyn DM (1994) Esophageal shortening induced by short-term intraluminal acid perfusion in opossum: a cause of hiatus hernia? Gastroenterology 107:1736-1740
12. Lin S et al (1995) The phrenic ampulla: distal esophagus or potential hiatal hernia? Am J Physiol 268:G320
13. Ott DJ et al (1984) Esophagogastric region and its rings. Amer J Roentgenol 142:281-287
14. Dent J, Dodds WJ, Friedman RH et al (1980) Mechanism of gastroesophageal reflux in recumbent asymptomatic human subjects. J Clin Invest 65:256-267
15. Holloway RH, Penagini R, Ireland AC (1995) Criteria for objective definition of transient lower esophageal sphincter relaxation. Am J Physiol 268:G128-133
16. Mittal RK, Holloway RH, Penagini R, Blackshaw LA, Dent J (1995) Transient lower esophageal sphincter relaxation. Gastroenterology 109:601-610
17. Kahrilas PJ, Gupta RR (1990) Mechanisms of acid reflux associated with cigarette smoking. Gut 31:4-10
18. Helm JF, Dodds WJ, Pelc LR, Palmer DW, Hogan WJ, Teeter BC (1984) Effect of esophageal emptying and saliva on clearance of acid from the esophagus. N Engl J Med 310:284-288
19. Orr WC, Robinson MG, Johnson LF (1981) Acid clearance during sleep in the pathogenesis of relfux esophagitis. Dig Dis Sci 26:423-427
20. Sonnenberg A et al (1982) Salivary secretion in reflux esophagitis. Gastroenterology 83:889-895
21. Stanciu C, Bennett JR (1974)Esophageal acid clearing: one factor in production of reflux esophagitis. Gut 15:852-857
22. Kahrilas PJ, Dodds WJ, Hogan WJ (1988) Effect of peristaltic dysfunction on esophageal volume clearance. Gastroenterology 4:73-80
23. Holloway RH, Hongo M, Berger K, McCallum RW (1985) Gastric distention: a mechanism for postprandial gastroesophageal reflux. Gastroenterology 89:779-784
24. Franzi SJ, Martin CJ, Cox MR, Dent J (1990) Response of canine lower esophageal sphincter to gastric distension. Am J Physiol 259:G380-385
25. Friedland G (1978)Historical review of the changing concepts of lower esophageal anatomy: 430B.C.- 1977. Am J Roentgoenol 131:373-388
26. Kahrilas PJ, Shi G, Manka M, Joehl RJ (2000) Increased frequency of transient lower esophageal sphincter relaxation induced by gastric distension in reflux patients with hiatal hernia. Gastroenterology 118:688-695
27. Mittal RK, Rochester DF, McCallum RW (1988) Electrical and mechanical activity in the human lower esophageal sphincter during diaphragmatic contraction. J Clin Invest 81:1182-1189
28. Mittal et al (1990) Human lower esophageal sphincter pressure response to increased intra-abdominal pressure. Am J Physiol 258:G624-G630
29. Boyle JT, Altschuler SM, Nixon TE, Tuchman DN, Pack AI, Cohen S (1985) Role of the diaphragm in the genesis of lower esophageal sphincter pressure in the cat. Gastroenterology 88:723-730
30. Boyle JT, Altschuler SM, Nixon TE, Pack AI, Cohen S (1987) Responses of feline gastroesophageal junction to changes in abdominal pressure. Am J Physiol 253:G315-G322
31. Monges H, Salducci J, Naudy B (1978) Dissociation between the electrical activity of the diaphragmatic dome and crura muscular fibers during esophageal distension, vomiting, and eructation. An electromyographic study in the dog. J Physiol (Paris) 74:541-554
32. Altschuler SM, Boyle JT, Nixon TE, Pack AI, Cohen S (1985) Simultaneous reflex inhibition of lower esophageal sphincter and crural diaphragm in cats. Am J Physiol 249:G586-G591
33. De Troyer A, Rosso J (1982) Reflex inhibition of the diaphragm by esophageal afferents. Neurosci Lett 30:43-46

34. Sloan S, Rademaker AW, Kahrilas PJ (1992) Determinants of gastroesophageal junction incompetence: hiatal hernia, lower esophageal sphincter, or both? Ann Intern Med 117:977-982
35. Klein WA, Parkman HP, Dempsey DT, Fisher RS (1993) Sphincterlike thoracoabdominal high pressure zone after esophagogastrectomy. Gastroenterology 105:1362-1369
36. Kahrilas PJ, Lin S, Chen J, Manka M (1999) The effect of hiatus hernia on gastro-oesophageal junction pressure. Gut 44:483-489
37. Kahrilas PJ, Wu S, Lin S et al (1995) Attenuation of esophageal shortening during peristalsis with hiatus hernia. Gastroenterology 109:1818-1825
38. Michelson E Siegel CI. (1964) The role of the phrenico-esophageal ligament in the lower esophageal sphincter. Surg Gynecol Obstet 118:1291-1294
39. Asoh R, Goyal RK (1978) Manometry and electromyography of the upper esophageal sphincter in the opossum. Gastroenterology 74:514-520
40. Lieberman-Meffert D, Allgöwer M, Schmid P, Blum AL (1979) Muscular equivalent of the lower esophageal sphincter. Gastroenterology 76:32-38
41. Zaninotto G, DeMeester TR, Schwizer W, Johansson KE, Cheng SC (1988) The lower esophageal sphincter in health and disease. Am J Surg 155:104-111
42. Hill LD, Kozarek RA, Stefan JM et al (1996) The gastroesophageal flap valve: in vitro and in vivo observations. Gastrointest Endosc 44:541-547
43. Stein HJ, DeMeester TR, Naspetti R, Jamieson J, Perry RE (1991) Three-dimensional imaging of the lower esophageal sphincter in gastroesophageal reflux disease. Ann Surg 214:374-384
44. Johnson LF (1980) 24-hour pH monitoring in the study of gastroesophageal reflux. J Clin Gastroenterol 2:387-399
45. Mittal RK, Lange RC, McCallum RW (1987) Identification and mechanism of delayed esophageal acid clearance in subjects with hiatus hernia. Gastroenterology 92:130-135
46. Sloan S, Kahrilas PJ (1991) Impairment of esophageal emptying with hiatal hernia. Gastroenterology 100:596-605
47. Pandolfin O, Kahrilas PJ (2000) Esophageal mobility abnormalities in Barrett's esophagus. In: Sampliner RE, Sharma P (eds) Barrett's esophagus and esophageal adenocarcinoma. Blackwell, Malden (in press)
48. Kahrilas PJ (1993) Hiatus hernia causes reflux: fact or fiction gullet 3[Suppl]:21
49. Sloan S, Rademaker AW, Kahrilas PJ (1992) Determinants of gastroesophageal junction incompetence: hiatal hernia, lower esophageal sphincter, or both? Ann Intern Med 117:977

CCK, antagonisti dei recettori CCK$_1$ ed esofago

M. D'Amato, L.C. Rovati

Introduzione

Le nostre conoscenze sul ruolo in fisiologia e fisiopatologia dei neuropeptidi gastrointestinali sono progredite in parallelo ai progressi nella chimica dei peptidi biologicamente attivi. Tuttavia, un passo decisivo è stato rappresentato dallo sviluppo di antagonisti recettoriali di struttura molecolare non peptidica specifici e potenti di tali peptidi. Questi antagonisti si sono dimostrati utili non solo quali importantissimi strumenti sperimentali per la comprensione dei ruoli fisiopatologici di tali peptidi, in quanto il loro utilizzo ha permesso di definire il loro contributo in processi e stati fisiologici e patologici, ma potrebbero anche e soprattutto rappresentare razionali ed innovativi agenti terapeutici.

Tra tutti i peptidi gastrointestinali, sono stati resi disponibili antagonisti recettoriali potenti e selettivi di struttura molecolare non-peptidica per la gastrina e la colecistochinina (CCK). Sono disponibili anche rassegne complete sulle azioni biologiche della CCK [1-10] e sulla farmacologia dei recettori e degli antagonisti recettoriali della CCK [1-19]. Inoltre, qualche anno fa sono stati pubblicati due volumi con il contributo di diversi autori [20, 21], uno dei quali raccoglie gli atti di una conferenza internazionale sulla CCK, organizzata e sponsorizzata dalla New York Academy of Science [21], che offrono un quadro completo del ruolo della CCK nel controllo delle funzioni gastrointestinali grazie all'uso dei suoi antagonisti.

Dipartimento di Farmacologia Clinica, Rotta Research Laboratorium SpA, Via Valosa di Sopra 7/9, 20052 Monza (MI)

Un accenno breve ma completo alla fisiologia della CCK ed alla farmacologia dei recettori e dei suoi antagonisti è necessario per una migliore comprensione di questo capitolo che sarà incentrato soprattutto sui dati ottenuti in sperimentazioni cliniche effettuate con gli antagonisti recettoriali della CCK in cui venivano esaminati aspetti particolari di fisiologia e fisiopatologia gastrointestinale, allo scopo di studiare il possibile coinvolgimento della CCK nella fisiologia dell'esofago. Come vedremo, i risultati di queste sperimentazioni rappresentano la ovvia premessa ad un loro eventuale razionale utilizzo terapeutico nel trattamento della malattia da reflusso gastroesofageo (MRGE).

Biologia della CCK

Quando fu inizialmente scoperta, la funzione della CCK fu considerata semplice ed univoca, tant'è vero che deve il suo nome proprio alla sua prima azione biologica riconosciutale, cioè la capacità di indurre la contrazione della colecisti [22]. Fu in seguito scoperto che la sua struttura era identica a quella di un ormone che induceva la secrezione pancreatica [23], ragione per la quale in qualche libro di testo un po' datato viene trovata la dizione, ormai desueta, di "colecistochinina-pancreozimina" abbreviata talvolta in CCK-PZ.

La CCK appartiene alla cosiddetta famiglia CCK-gastrina, uno di quei gruppi di sostanze denominate neuropeptidi vista la loro duplice localizzazione (cervello e/o intestino) e azione biologica (ormoni e/o neurotrasmettitori). La CCK è ampiamente distribuita nell'intestino tenue (cellule duodenali e enterici). La CCK è secreta in risposta ai pasti [10] e svolge un ruolo importante nella regolazione della contrazione della cistifellea [22, 24] e della secrezione pancreatica esocrina [25]. La CCK è inoltre in grado di provocare sia ipertrofia che iperplasia del pancreas [26] aumentando il peso del pancreas stesso senza peraltro influire sui componenti endocrini della ghiandola [27]. Inoltre, recentemente sono state ottenute numerose evidenze sperimentali a favore dell'ipotesi che la regolazione della funzione motoria e sensoriale a diversi livelli del tratto alimentare rappresenti uno dei più importanti ruoli fisiologici della CCK [28]. La CCK ritarda lo svuotamento gastrico sia negli uomini che negli animali [29], riduce il tempo di transito dell'intestino tenue e aumenta quello del colon [30] e causa il rilasciamento dello sfintere esofageo inferiore (meglio noto come LES, acronimo dalla denominazione inglese "lower esophageal sphincter") [31]. In aggiunta agli effetti motori la CCK sembra essere coinvolta nella modulazione della viscero-sensibilità del tratto gastro-intestinale [32] ed è proprio la regolazione delle funzioni motorie e sensoriali a vari livelli dell'apparato gastrointestinale quello che viene attualmente considerato il maggior ruolo fisiologico della CCK [33].

Recettori della CCK

Le azioni biologiche della CCK sono mediate da recettori localizzati sull'organo bersaglio. Siti di legame ad alta affinità sono stati inizialmente dimostrati in acini pancreatici [34] e corteccia cerebrale di ratto [35]. Questi siti recettoriali hanno mostrato marcate differenze nella loro specificità per diversi peptidi della famiglia della CCK [36, 37]. Da un punto di vista farmacologico questi recettori erano stati inizialmente classificati sulla base della loro affinità per gli agonisti CCK e gastrina (questo peptide ha la stessa sequenza aminoacidica COOH-terminale della gastrina ma ne differisce nella solfatazione di un residuo di tirosina che è in posizione 6 nella gastrina e 7 nella CCK). Data la loro localizzazione anatomica, questi recettori vennero inizialmente denominati di tipo "A" (CCK_A, da alimentary tract) - o periferici- e "B" (CCK_B, da brain) - o centrali - [38], mentre ora appare chiaro che recettori CCK_A sono presenti anche centralmente così come recettori CCK_B sono presenti in periferia [18]. Questa nomenclatura viene tuttora utilizzata, anche se recentemente una nuova nomenclatura (che sarà adottata in questo capitolo) è stata proposta per i recettori CCK_A e CCK_B, che sono stati denominati rispettivamente CCK_1 e CCK_2 [39]. Inizialmente si riteneva che esistesse un terzo tipo di recettore solo per la gastrina denominato appunto "recettore di tipo G", isolato su cellule parietali gastriche isolate di cane [40]; è stato poi dimostrato che questo recettore aveva una sequenza aminoacidica identica a quella del recettore CCK_2 [41] e quindi era stato denominato recettore $CCK_{B(o\ 2)}$/gastrina. Recentemente sia i recettori della CCK della colecisti umana (CCK_1) [42] che quelli del cervello e delle cellule parietali umane (CCK_2) [43] sono stati clonati e mostrano discrete proporzioni di omologia nella sequenza aminoacidica, tant'è vero che un singolo aminoacido determina la specificità per il riconoscimento di una classe particolare di antagonisti non-peptidici [44]. Le principali caratteristiche generali dei recettori CCK_1 e CCK_2 sono mostrate nella Tabella 1.

I recettori CCK_1 sono presenti sulle cellule degli acini pancreatici [36] e sulle cellule della muscolatura liscia della colecisti [39] e dell'apparato gastrointestinale [45], sui neuroni del plesso mienterico e negli afferenti vagali dal tratto gastrointestinale [46] ed in alcuni nuclei nel cervello, compresi il nucleo interpeduncolare, l'area postrema e il nucleo del tratto solitario [47]. I recettori CCK_1 mediano la maggior parte delle attività della CCK nell'apparato gastrointestinale. I recettori CCK_1 hanno un'affinità per la CCK_8 (cioè per l'octapeptide solfatato COOH-terminale della CCK) che è circa 100 volte maggiore dell'affinità per la CCK_8 de-solfatata e 1000 volte maggiore di quella per la CCK_4 o per la gastrina.

I recettori CCK_2 hanno invece un'affinità per la CCK_8 che è solo circa 10 volte maggiore di quella per la CCK_8 de-solfatata, per la CCK_4 o per la

Tabella 1. Recettori della colecistochinina e della gastrina (adattata da D'Amato et al [19])

	CCK_1	CCK_2
Vecchia nomenclatura	CCK_A, CCK-A	CCK_B/gastrina, CCK-B/gastrina
N° di identificazione recettore	2.1.CCK.01.000.00.00	2.1.CCK.02.000.00.00
Localizzazione cromosomica	4p16.2-15.1	11p15.4
Informazioni strutturali (genere umano)	428 aa 7TM P32238	447 aa 7TM P32239
G-proteina effettrice	$G_{q/11}$	$G_{q/11}$
Effettori predominanti	IP_3/DG	IP_3/DG
Distribuzione anatomica predominante	apparato GI>SNC	SNC>apparato GI
Ordine di potenza degli agonisti	CCK_8>>>>gastrina= des-CCK_8=CCK_4	CCK_8>gastrina=CCK_4

7TM = 7 domini transmembrana; IP_3 = inositolo trifosfato; DG = diacilglicerolo; GI = gastrointestinale; SNC = Sistema Nervoso Centrale

gastrina, e risulta quindi meno selettivo del recettore CCK_1 per gli agonisti peptidici. I recettori CCK_2 sono presenti soprattutto nel SNC e, come prima ricordato, sulle cellule parietali gastriche; pertanto mediano gli effetti della CCK nel SNC e quelli della gastrina nell'apparato gastrointestinale. Nell'apparato gastrointestinale i recettori CCK_2 [47] mediano la stimolazione della secrezione acida gastrica indotta dalla gastrina sulle cellule parietali [40], il rilascio di istamina (un secretagogo più potente della gastrina) dalle cellule enterocromaffino-simili [48] e la contrazione delle cellule muscolari lisce [49]. Una rassegna completa sui recettori CCK_2, sul loro ruolo nella fisiologia e nella terapia di affezioni sia gastrointestinali che del SNC vanno oltre gli scopi di questo capitolo. Va tuttavia qui ricordato che la CCK è stata proposta come un importante neurotrasmettitore/neuromodulatore nel SNC ed è stato ipotizzato il suo possibile coinvolgimento nella patogenesi dell'ansia [50]. Quindi per i CCK_2-antagonisti più potenti e selettivi, in aggiunta alla più classica indicazione gastrointestinale, cioè l'ulcera peptica [51] – ovviamente in associazione ad una terapia antibiotica eradicante l'*Helicobacter pylori* – non deve sorprendere che sia stato proposto un possibile ruolo come farmaci ansiolitici, soprattutto sulla base di risultati in modelli sperimentali [52]. Alcuni di questi CCK_2-antagonisti, quali ad esempio il CI-988 [53] (precedentemente noto come PD134308), il L-365, 260 [54] e la spiroglumide (precedentemente noto come CR2194 [55]) sono stati anche utilizzati sperimentalmente nell'uomo, con risultati nel complesso promettenti, anche se molto resta da fare prima di poter affermare che un loro ruolo in questa indicazione possa essere considerato come dimostrato.

Farmacologia clinica degli antagonisti dei recettori CCK1

Diverse classi di recettori CCK ed antagonisti dei recettori CCK sono stati recentemente scoperti e descritti [11-19, 39]. Esempi delle differenti classi chimiche dei CCK-antagonisti sono mostrate nella Tabella 2 e alcune proprietà farmacologiche peculiari dei recettori CCK_1 e CCK_2 sono riassunte nella Tabella 3.

Tabella 2. Classi chimiche dei CCK-antagonisti (adattata da D'Amato et al [19])

Classe	Esempi*
Nucleotidi ciclici	Dibutiril cGMP (CCK_1)
Sequenze parziali (CCK_1)	Frammenti COOH-terminali della CCK; CCK-JMV-180
Prodotti naturali	Asperlicina (CCK_1); Virginiamicina (CCK_2); Tetronotiodina (CCK_2)
Derivati benzodiazepinici	Devazepide (CCK_1); L-365,260 (CCK_2); FK-480(CCK_1); L-740,093 (CCK_2); YM022 (CCK_2)
Derivati di aminoacidi	
- acido aspartico	2-NAP (CCK_1)
- acido glutammico	Proglumide (CCK_1); Lorglumide (CCK_1); Loxiglumide (CCK_1) [e il suo D-enantiomero Dexloxiglumide (CCK_1)]; Spiroglumide (CCK_2)
- serina	TP-680 (CCK_1)
- triptofano	Benzotrip (CCK_1)
Dipeptoidi	CI-988 (CCK_2)
Pirazolidoni	LY-206,890; LY-262,291 (CCK_2)
Ureidoacetamidi	RP69758 (CCK_2)
Ureidobenzapine	CP-212454 (CCK_2)
Derivati dell'indolo	SR-27,897B (CCK_1); T0632 (CCK_1)
Derivati dell'acido antranilico	CR 2945 (CCK_2)

* Per ogni composto è stata indicata la selettività recettoriale.

Tabella 3. Proprietà farmacologiche dei CCK-recettori (adattata da D'Amato et al [19])

	CCK_1	CCK_2
Agonisti selettivi	A71623	[N-methyl-Nle^{28,31}] CCK_8 de-solfatata
Antagonisti selettivi (pA$_2$)	Devazepide (9.8) Loxiglumide (6.3) Dexloxiglumide (K_i vs [^{125}I] BH-CCK_8=130nM) PD-140,548 (7.9-8.6) SR-27.897 (9.2) 2-NAP (pK$_B$ = 6.5) T-0632 (9.6)	CI-988 (8.1) L-365,260 (7.5) LY-262,691 (7.5) Spiroglumide (K_i vs [^{125}I]BH-CCK_8=600nM) Virginiamicina (K_i vs [^{125}I]BH-CCK_8=570nM) YM022 (10.2)
Radioligandi selettivi	[^{3}H]devazepide (0.2 nM)	[^{3}H]L-365,260 (2.0 nM) [^{3}H]PD-140,376 (0.2 nM) [^{3}H]- o [^{125}I]gastrina

pA$_2$ = logaritmo negativo della concentrazione antagonista che dà una *dose-ratio* di 2;
K_i = concentrazione dell'antagonista che dà il 50% di occupazione del recettore;
pK$_B$ = logaritmo negativo della costante di dissociazione di un antagonista competitivo.

Ad oggi, di tutti i CCK$_1$-antagonisti solo alcuni (6 per la precisione, almeno secondo le conoscenze dell'autore) sono stati utilizzati nell'uomo e, tra questi, la loxiglumide e il suo enantiomero destrogiro dexloxiglumide sono attualmente i recettori CCK$_1$ allo stadio più avanzato di sviluppo clinico [19]. Ciò è evidenziato anche dal fatto che, tranne isolate eccezioni, la totalità degli studi clinici pubblicati sulle riviste internazionali o presentate ai maggiori congressi internazionali (ormai oltre 100) sono state condotte con la loxiglumide o la dexloxiglumide. Sebbene alcuni dei risultati ottenuti con un antagonista possano almeno teoricamente essere replicati con qualsiasi altro CCK$_1$-antagonista, non si può che raccomandare un'estrema cautela nell'estrapolare i risultati ottenuti con un composto di una classe chimica specifica a quelli di tutta la classe dei CCK$_1$-antagonisti, soprattutto dal punto di vista tossicologico [19].

Gli studi clinici condotti con CCK$_1$-antagonisti sono stati di fondamentale importanza in quanto hanno permesso di provare definitivamente i vari ruoli fisiologici della CCK, ma soprattutto perchè questi studi forniscono il razionale per il loro possibile utilizzo terapeutico nel trattamento di diverse malattie dell'apparato gastrointestinale, un elenco completo delle quali è indicato in Tabella 4. In questo capitolo sarà trattato diffusamente soprattutto il fondamento razionale all'uso dei CCK$_1$-antagonisti nella MRGE, ma va anche ricordato che le condizioni nelle quali lo sviluppo clinico di questi farmaci è più avanzato sono la sindrome dell'intestino irritabile e la pancreatite acuta e cronica.

Tabella 4. Possibili usi terapeutici dei CCK$_1$-antagonisti

Affezioni delle vie biliari
- Coliche biliari
- Discinesia biliare
- Ipertonia dello sfintere di Oddi

Malattie del pancreas
- Pancreatite acuta e cronica
- Cancro del pancreas

Affezioni dell'esofago
- Malattia da reflusso gastroesofageo

Affezioni dello stomaco
- Dispepsia funzionale
- Gastroparesi diabetica o idiopatica

Affezioni dell'intestino
- Sindrome dell'intestino irritabile
- Stipsi cronica

Esofago e CCK$_1$-antagonisti

All'esofago vengono attribuite principalmente due funzioni: permettere al cibo di progredire in direzione caudale e minimizzare, se non addirittura prevenire, il reflusso del contenuto gastrico creando una vera e propria barriera che consiste in una zona di alta pressione endoluminale lunga 3-5 cm, denominata sfintere esofageo inferiore, che separa in maniera efficiente l'esofago dallo stomaco. Fisiologicamente, la pressione del LES cade bruscamente dopo la deglutizione, favorendo così la progressione del cibo distalmente verso lo stomaco. Tuttavia, anche in soggetti sani, un reflusso di contenuto gastrico può verificarsi, particolarmente nel periodo post-prandiale [56] come risultato di rilasciamenti transitori del LES (denominati appunto

TLESRs, acronimo dalla denominazione inglese "transient lower esophageal sphincter relaxations") definiti anche rilasciamenti non deglutitivi del LES in quanto non correlati con la deglutizione. E questi TLESRs sono ora riconosciuti come il più importante meccanismo fisiopatologico nella patogenesi della MRGE [57]. È noto che l'ingestione di grassi è un potente stimolo alla secrezione di CCK [58]; inoltre è stato dimostrato che la CCK è in grado di causare una diminuzione della pressione del LES [59, 31], suggerendo quindi che la CCK possa essere implicata nei meccanismi responsabili della competenza del LES. Come sarà esposto più in dettaglio tra breve, diverse evidenze sperimentali indicano che la CCK è coinvolta in questi processi mediante un meccanismo dipendente dall'attivazione dei recettori CCK$_1$. È stato infatti prima di tutto dimostrato in volontari sani che la loxiglumide è in grado di antagonizzare la riduzione del tono del LES indotta dal pasto [60]. È stato poi dimostrato che la loxiglumide è anche in grado di ridurre fino ad abolire l'aumento del numero di TLESRs indotto da una serie di stimoli, in diversi studi tutti condotti secondo un disegno randomizzato e controllati contro placebo, sia in soggetti volontari sani [61-65] che pazienti affetti da MRGE [66-67], che saranno descritti qui di seguito.

Lo scopo del primo di questi studi [61] è stato quello di valutare per la prima volta nell'uomo in 10 volontari sani, se la CCK avesse un ruolo nei meccanismi alla base dell'induzione dell'aumento del numero di TLESRs indotto dalla distensione gastrica ottenuta mediante barostato, cioè in condizioni di pressione intragastrica costante. Questo studio ha dimostrato che l'infusione di CCK a dosi simili a quelle misurabili nel plasma periferico dopo un pasto ha provocato un aumento significativo del numero di TLSERs, aumento completamente abolito dalla infusione di loxiglumide [61].

Uno studio successivo in altri 9 soggetti volontari sani aveva lo scopo di studiare la funzione del LES nel periodo post-prandiale dopo l'ingestione di un pasto ricco di grassi [62]. In tali condizioni, oltre a confermare che il tono del LES viene ridotto mentre il numero di TLESRs veniva aumentato, veniva dimostrato che, in presenza di loxiglumide, la caduta del tono del LES veniva attenuata e l'aumento del numero di TLESRs post-prandiali veniva ridotto, se non addirittura abolito [62].

Da notare che gli stessi autori hanno poi replicato gli stessi risultati utilizzando esattamente la stessa metodologia sperimentale in uno studio condotto in un gruppo di 9 pazienti affetti da MRGE [66].

Un altro studio è stato condotto in un gruppo di 15 soggetti sani con lo scopo di determinare se la secrezione di CCK endogena (stimolata questa volta mediante la somministrazione di colestiramina) sia in grado di aumentare il reflusso gastroesofageo [63]. La colestiramina ha indotto un aumento del numero di episodi di reflusso, del numero di TLESRs e del tempo di esposizione della parte distale dell'esofago ad un pH acido, effetti tutti antagonizzati dalla loxiglumide. Nello stesso studio si voleva anche determinare se l'effetto della CCK endogena fosse dovuto ad un'azione diretta della CCK sul LES. Studi in vitro su strisce di LES isolato è perfuso in cui la CCK_8 era in grado di contrarre il LES ma non di modificare i rilasciamenti indotti dalla stimolazione elettrica di campo, sembrerebbero dimostrare che l'azione antireflusso della loxiglumide sia mediata da recettori CCK_1 a localizzazione extrasfinterica, che sono tra l'altro in grado di contrastare l'effetto contratturante diretto della CCK sulla muscolatura [63]. Questi studi *in vitro* hanno confermato quindi che anche a livello del LES, struttura anatomica riccamente innervata, la CCK esercita una duplice azione, contratturante e rilasciante, la prima per un effetto diretto sulla muscolatura, la seconda per un effetto mediato dalla attivazione di neuroni intrinseci inibitori [68, 69].

Un altro studio è stato condotto su un gruppo di 31 soggetti sani allo scopo di determinare con maggiore precisione il ruolo della CCK endogena e della distensione gastrica nell'effetto pro-reflussogeno della CCK sul LES, mediato dall'attivazione del recettori CCK_1 [64]. In questo studio l'effetto della loxiglumide sulla funzionalità del LES e sul tono del fondo gastrico è stato studiato dopo somministrazione del pasto sia per via orale che direttamente nel duodeno. La somministrazione del pasto sia orale che duodenale è stata seguita da un rilasciamento del fondo gastrico, una diminuzione del tono del LES e da un concomitante aumento del numero di TLESRs. Sia dopo somministrazione orale che duodenale, la loxiglumide ha inibito l'aumento del numero di TLESRs indotto dal pasto, mentre sia la caduta del tono del LES che il rilasciamento recettivo del fondo gastrico è stato inibito solo quando il pasto era somministrato direttamente nel duodeno. Questo sembrerebbe indicare che l'effetto del blocco dei recettori CCK_1 ottenuto mediante loxiglumide sia efficace nel ridurre il numero di TLESRs, indipendentemente dall'effetto della loxiglumide sul fondo gastrico.

Un altro studio è stato infine condotto in un gruppo di 8 volontari sani il cui scopo era quello di valutare l'effetto della loxiglumide sull'aumento del numero di TLESRs indotto dalla distensione gastrica ottenuta mediante insufflazione di aria nello stomaco [65]. In questo studio è stato anche valutato l'effetto della loxiglumide sui rilasciamenti post-deglutitivi del LES. Anche in questo studio la loxiglumide è stata in grado di ridurre significativamente l'aumento del numero di TLESRs indotto dalla distensione gastrica mediante insufflazione d'aria, senza peraltro interferire sui rilasciamenti del LES indotti dalla deglutizione. Quest'ultimo risultato fornisce una conferma della localizzazione extrasfinterica dei recettori CCK_1 già evidenziata precedentemente [63] nell'arco riflesso che è alla base dei TLESRs.

Lo stesso gruppo di investigatori ha condotto un altro studio in una popolazione di soggetti obesi affetti da MRGE di cui sono stati riportati solo i risultati preliminari ottenuti nei primi 6 soggetti che hanno concluso lo studio [67]. Anche in questo studio, almeno per quel che concerne l'analisi preliminare dei dati, la loxiglumide ha inibito la riduzione del tono del LES e l'aumento del numero di TLESRs indotto dal pasto.

Nel loro complesso gli studi qui sopra ricordati hanno quindi dimostrato che i recettori CCK_1 sono implicati nella regolazione delle funzioni del LES. Questi recettori hanno una localizzazione extrasfinterica su strutture neuronali e più precisamente non sono sicuramente localizzati sull'arco efferente, bensì su quello afferente dell'arco riflesso che controlla i rilasciamenti del LES, anche se non è possibile attualmente stabilire esattamente a quale livello. Questo arco riflesso parte da fibre nervose vagali afferenti che inviano informazioni al nucleo del tratto solitario nel tronco encefalico. Una volta giunto qui, il segnale attiva il nucleo dorso-mediale del nervo vago e il nucleo ambiguo, le cui fibre motrici efferenti viaggiano poi lungo il nervo vago ed attivano gli stessi motoneuroni inibitori che sono responsabili dei rilasciamenti deglutitivi del LES [57]. Questo significa che la via efferente motoria dei rilasciamenti sia deglutitivi che non-deglutitivi (cioè i TLESRs) è la stessa ed il fatto che i recettori CCK_1 siano localizzati sull'arco afferente fanno sì che mediante l'uso di CCK_1 antagonisti è possibile inibire selettivamente il verificarsi di TLESRs senza interferire con la normale funzione del LES durante la deglutizione, che, quindi, non è influenzata dal blocco dei recettori CCK_1. Questo effetto selettivo sulle TLESRs offre già di per sé il razionale per un trattamento della MRGE mediante un meccanismo diverso da quello antisecretivo, che è tuttora il trattamento più utilizzato, ed oltre ad essere efficace non è gravato da effetti secondari sulla funzionalità dell'organo bersaglio dell'attività terapeutica richiesta.

Oltre ai TLESRs, altri meccanismi fisiopatologici, quali il ritardato svuotamento gastrico, possono giocare un ruolo importante [70] nella patogenesi della MRGE. Una gastroparesi è presente infatti nel 40% dei pazienti con MRGE [71], ma il ritardato svuotamento gastrico non è sempre marcato, ed il suo significato è incerto; tuttavia, alcuni autori ritengono che lo svuotamento gastrico possa essere uno dei più importanti momenti fisiopatologici della MRGE [29]. Sebbene non tutti i pazienti con reflusso abbiano un ritardato svuotamento gastrico, in quelli in cui lo svuotamento gastrico è ritardato, è ritardata pure la clearance dell'acido dall'esofago e quindi la mucosa della parte distale dell'esofago è esposta ad un pH molto acido per un tempo più prolungato della norma, consentendo quindi l'aggravamento ulteriore delle lesioni già presenti.

Sebbene l'efficacia del trattamento della MRGE con farmaci antisecretori come gli H_2-antagonisti inizialmente e gli inibitori della pompa protonica attualmente costituisca una prova ex adiuvantibus più che valida che la MRGE sia in qualche modo una malattia acido-correlata, un'ipersecrezione di acidità gastrica è stata documentata solo in una minoranza di pazienti con MRGE [72, 73]. Quindi appare chiaro che nella MRGE l'acido è nel posto sbagliato, piuttosto che presente in quantità esagerata. Pertanto, un disordine della motilità piuttosto che una secrezione acida aumentata sembra essere la causa della MRGE. E questo è corroborato anche dal fatto che da un punto di vista clinico, i pazienti con MRGE oltre ai più tipici dolori e/o bruciori retrosternali, riferiscono sintomi suggestivi di un'alterata motilità quali senso precoce di sazietà, senso di gonfiore epigastrico e rigurgiti. Inoltre, farmaci procinetici quali sostituti benzamidici e cisapride sono comunemente utilizzati e con successo nel trattamento della MRGE, soprattutto quando associati a farmaci antisecretivi [74].

I CCK_1-antagonisti sono stati utilizzati come strumenti sperimentali per investigare il ruolo della CCK nella regolazione dello svuotamento gastrico. Diversi studi sono stati condotti con risultati in parte in conflitto tra di loro, probabilmente a causa di problemi di natura metodologica. Un'accelerazione statisticamente significativa dello svuotamento gastrico (in confronto al gruppo di controllo) di pasti (in genere pasti misti di solidi e liquidi) sono stati riportati in 6 studi con la loxiglumide [75-80], in uno studio con la devazepide [81] e in un altro con il lintitrip (precedentemente noto come SR27897B) [82], mentre in 2 altri studi con la loxiglumide [83, 84] e in un altro con la devazepide [85] non sono state trovate differenze statisticamente significative.

Questi risultati sono probabilmente solo apparentemente in conflitto tra di loro e potrebbero essere spiegati in varie maniere: in primo luogo, nei diversi studi sono state utilizzate diverse tecniche per la misurazione dello svuotamento gastrico, e quando è stata utilizzata la stessa tecnica, per esempio la scintigrafia, non sempre i dati circa la validazione del metodo per la discriminazione della fase solida da quella liquida sono stati forniti [84]; in secondo luogo, diversi autori hanno utilizzato diversi pasti in termini di contenuto e composizione calorica; in terzo luogo, diverse popolazioni sono state studiate, visto che alcuni studi sono stati condotti in volontari sani ed altri in pazienti con dispepsia funzionale: sebbene ci sia un'ampia sovrapposizione in termini di velocità di svuotamento gastrico tra questi due gruppi di soggetti, uno svuotamento gastrico ritardato è più comune in pazienti con dispepsia funzionale che in soggetti sani, nei quali, proprio per questo motivo, è più difficile dimostrare un'accelerazione [83, 84]. In quarto ed ultimo luogo, la numerosità degli studi non era sempre adeguata e quindi la potenza insufficiente per evidenziare delle differenze statisticamente significative in favore del farmaco.

Tenendo presente questi problemi metodologici, risulta difficile confrontare i risultati di questi studi che tuttavia, nel loro complesso, sembrano favorire la conclusione che i CCK_1-antagonisti siano in grado di accelerare lo svuotamento gastrico. Questo starebbe inoltre ad indicare che la CCK endogena rilasciata dopo il pasto abbia sicuramente un ruolo importante, seppure insieme ad altri fattori, nella regolazione dello svuotamento gastrico. Se accettiamo il concetto che i CCK_1-antagonisti quantomeno favoriscono un'accelerazione dello svuotamento gastrico, questa loro proprietà procinetica costituisce un'ulteriore motivo razionale, in aggiunta alla loro apparente capacità di inibire selettivamente i TLESRs, per il loro impiego nella MRGE.

Infine, in aggiunta a queste proprietà, l'utilizzazione dei CCK_1-antagonisti nel trattamento della MRGE potrebbe rappresentare un approccio innovativo anche in vista di un'altra proprietà di questa classe di composti, rappresentata dalla loro capacità di inibire la contrazione della colecisti indotta sia da CCK [85-87] che dal suo analogo ceruleina [88] o dall'ingestione di cibo [85, 86, 89]. L'inibizione della contrattilità colecistica, causando una diminuzione della quantità di bile presente nell'intestino [90] riduce la possibilità per la bile stessa di refluire nello stomaco e quindi di qui nell'esofago. Infatti, sebbene l'acido sia senza dubbio la più importante causa del danno della mucosa esofagea [91], l'aggiunta di bile sarebbe in grado di produrre un danno maggiore di quello provocato dall'acido e dalla pepsina da soli [92].

Considerazioni conclusive

In conclusione, la ricerca nel campo dei peptidi gastrointestinali è entrata in una nuova era, grazie alla scoperta e allo sviluppo di sostanze di natura molecolare non-peptidica attive farmacologicamente anche dopo somministrazione orale, in grado di antagonizzare peptidi endogeni.

Tale scoperta ha permesso di colmare una lacuna che ha ostacolato e rallentato la ricerca terapeutica in questo campo per lungo tempo ed ha offerto la possibilità di studiarne i ruoli fisiologici e fisiopatologici, con le conseguenti potenziali applicazioni terapeutiche.

In particolare, lo sviluppo di CCK_1-antagonisti potenti e selettivi ha permesso una più precisa definizione del ruolo della CCK tra i più importanti regolatori delle funzioni gastrointestinali. La CCK sembrerebbe inoltre implicata soprattutto nella modulazione della sensibilità viscerale e nella motilità del tratto gastrointestinale nel suo insieme, costituendo questo un robusto razionale all'uso clinico dei CCK_1-antagonisti nel trattamento di varie affezione dell'apparato gastrointestinale.

Gli effetti della CCK e dei CCK_1-antagonisti sulla motilità esofagea in generale e sul LES in particolare, sullo svuotamento gastrico e sulla motilità colecistica ricordate più in dettaglio in questo capitolo, sulla motilità gastrointestinale e la secrezione pancreatica, sembrano suggerire che la CCK abbia un ampio spettro di funzioni regolatorie nel tratto digestivo superiore che avrebbero lo scopo di ottimizzare il rapporto tra i nutrienti e le secrezioni endogene, soprattutto nell'intestino prossimale. In particolare, per quanto riguarda le affezioni dell'esofago, le proprietà dei CCK_1-antagonisti, di inibire selettivamente i TLESRs e di favorire un'accelerazione dello svuotamento gastrico, sembrerebbero aprire nuove prospettive per un trattamento farmacologico della MRGE mediante un razionale approccio patofisiologico.

Punti chiave

- L'uso dei CCK_1-antagonisti si è rivelato di fondamentale importanza non solo per una migliore comprensione della fisiologia della CCK ma soprattutto per il loro potenziale uso terapeutico.

- Grazie all'uso dei CCK_1-antagonisti sono state riconosciute alla CCK tutta una serie di funzioni regolatorie di vari tratti dell'apparato digerente che stanno ad indicare che la funzione principale è la modulazione della sensibilità viscerale e della motilità di vari distretti, incluso lo sfintere esofageo inferiore.

- Alcune proprietà dei CCK_1-antagonisti quali la capacità di inibire selettivamente i TLESRs soprattutto nelle condizioni fisiologiche in cui questi si verificano e la capacità di accelerare lo svuotamento gastrico sono alla base del razionale di un loro possibile utilizzo nella malattia da reflusso gastroesofageo.

Bibliografia

1. Albus M (1988) Cholecystokinin. Prog Neuropshychopharmacol Biol Psychiatry 12:S5-S21
2. Crawley JN (1991) Cholecystokinin-dopamine interactions. Trends Pharmacol Sci 12:232-235
3. Crawley JN, Vanderhaeghen JJ (1985): Neuronal cholecystokinin. Ann NY Acad Sci 448:1-697
4. Hökfelt T, Cortes R, Schalling M et al (1991) Distribution patterns of CCK and CCK mRNA in some neuronal and nonneuronal tissues. Neuropeptides 19[Suppl.]:31-43
5. Morley JE (1982) Minireview: The ascent of cholecystokinin (CCK) from gut to brain. Life Sci 30:479-493
6. Moran TH, McHugh PR (1991) Gastric mechanisms in CCK satiety. In: Dourish CT, Couper SJ, Iverson SD, Iverson LL (eds) Multiple Cholecystokinin Receptors in the CNS. Oxford University Press, Oxford, pp 183-205
7. Mutt V (1980) Cholecystokinin: Isolation, structure and function. In: Glass GBJ (ed) Gastrointestinal Hormones. Raven Press, New York, pp 169-203
8. Smith GP and Gibbs J (1992) The development and proof of the CCK hypothesis of satiety. In: Dourish CT, Couper SJ, Iverson SD, Iverson LL (eds) Multiple Cholecystokinin Receptors in the CNS. Oxford University Press, Oxford, pp 166-182
9. Walsh JH (1994) Gastrointestinal hormones: gastrin and cholecystokinin. In: Johnson LR, Alpers DH, Christensen J, Jacobson ED, Walsh JH (eds). Physiology of the gastrointestinal tract, 3rd edition. Raven Press, New York, pp 3-31/49-67
10. Crawley JN, Corwin RL (1994) Biological Actions of Cholecystokinin. Peptides, 15:731-755
11. Dourish CT, Hill DR (1987) Classification and function of CCK receptors. Trends Pharmacol Sci 8:207-208
12. Jensen RT, Huang SC, Schrenk T, Wank SA, Gardener JD (1990) Cholecystokinin receptor antagonists: Ability to distinguish various classes of cholecystokinin receptors. In: Thompson JC (ed.) Gastrointestinal Endocrinology: Receptors and post-receptor mechanisms. Academic Press, San Diego, pp 95-111
13. Rasmussen K (1995) Therapeutic potential of cholecystokinin-B antagonists. Exp Opin Invest Drugs 4:313-322
14. D'Amato M, Makovec F, Rovati LC (1994) Potential Clinical Applications of CCK_A Receptor Antagonists in Gastroenterology. Drug News & Perspec 7:87-95
15. Silvente-Poirot S, Dufresne M, Vaysse N, Fourmy D (1993) The peripheral cholecystokinin receptors. Eur J Biochem 215:513-529
16. Wank SA (1995) Cholecystokinin receptors. Am J Physiol 269:G628-G646
17. Williams JA, Blevins GT (1993) Cholecystokinin and regulation of pancreatic acinar cell function. Physiol Rev 73:701-723
18. Woodruff GN, Hughes J (1991) Cholecystokinin antagonists. Ann Rev Pharmacol Toxicol 31:469-501
19. D'Amato M, Makovec F, Rovati LC (1999) CCK_A receptors in gastrointestinal disorders: New Therapeutic Implications. In: Gaginella TS and Guglietta A (eds) Drug Development: Molecular Targets for Gastrointestinal Diseases. Humana Press Inc., Totowa, NJ, pp 147-176
20. Adler G, Beglinger C (1991) Cholecystokinin Antagonists in Gastroenterology: Basic and Clinical Status. Springer-Verlag, Berlin Heidelberg New York
21. Reeve R, Eysselein V, Salomon TE, Go VLW (1994) Cholecystokinin. Ann NY Acad Sci 713:1-467

22. Ivy AC, Oldberg E (1928) A hormone mechanism for gallbladder contraction and evacuation. Am J Physiol 86:599-613
23. Harper AA, Raper HS (1943) Pancreozymin, a stimulant of the secretion of pancreatic enzymes in extracts of the small intestine. J Physiol (Lond) 102:115-125
24. Ryan JP (1987) Motility of the gallbladder and biliary tree. In: Johnson LR (ed) Physiology of the gastrointestinal tract. Raven Press, New York, pp 695-721
25. Chey WY (1993) Hormonal control of pancreatic exocrine secretion. In: Go VLW, DiMagno P, Gardner JD, Lebenthal E, Reber HA, Scheele GA (eds) The pancreas: biology, pathobiology and disease. Raven Press, New York, pp 117-141
26. Niederau C, Lüthen R, Heintges T (1994) Effects of CCK on Pancreatic Function and Morphology. Cholecystokinin 713:180-198
27. Petersen H, Solomon T, Grossman MI (1978) Effect of pentagastrin, cholecystokinin and secretin on pancreas of rats. Am J Physiol 234:E286-E293
28. Grider JR (1994) Role of the cholecystokinin in the regulation of gastrointestinal motility. J Nutr 124:1334-1339
29. Scarpignato C, Varga G, Corradi C (1993) Effect of CCK and its antagonists on gastric emptying. J Physiol (Paris) 87:291-301
30. Fossati-Marchal S, Coffin B, Flourié B, Lémann M, Franchisseur C, Jian R, Rambaud JC (1994) Effects of cholecystokinin octapeptide (CCK-OP) on the tonic and phasic motor activity of the human colon. Gastroenterology 106:A499
31. Lederboer M, Masclee AAM, Batstra MR, Jansen JBM, Lamers CBH (1995) Effect of cholecystokinin on lower oesophageal sphincter pressure and transient lower oesophageal sphincter relaxations in humans. Gut 36:39-44
32. Feinle C, D'Amato M, Read NW (1996) Cholecystokinin-A receptors modulate gastric sensory and motor responses to gastric distension and duodenal lipid. Gastroenterology 110:1379-1385
33. Fioramonti J, Bueno L (1994) Cholecystokinin: a pleiotropic role in the control of gut motility. Eur J Gastroenterol Hepatol 6:377-379
34. Sankaran H, Goldfine I, Deveney CW, Wong KY, Williams JA (1980) Bindings of cholecystokinin to high affinity receptors on isolated rat pancreatic acini. J Biol Chem 255:1849-1853
35. Hay SE, Beinfeld MC, Jensen RT, Goodwin FK, Paul SM (1980) Demonstration of a putative receptor site for cholecystokinin in rat brain. Neuropeptides 1:53-62
36. Innis RB, Snyder SH (1980) Distinct cholecystokinin receptors in brain and pancreas. Proc Natl Acad Sci USA 77:6917-6921
37. Makovec F, Bani M, Chisté R, Revel L, Rovati LC, Rovati LA (1986) Differentiation of central and peripheral cholecystokinin-antagonistic activity. Arzeneim-Forsch 36:98-102
38. Moran TH, Robinson PH, Goldbrich MS (1986) Two brain cholecystokinin receptors: implications for behavioural actions. Brain Res 362:175-179
39. Roques BP, Noble F (1998) Cholecystokinin receptors. The IUPHAR receptor compendium pp 128-133
40. Soll AAH, Amiran DA, Thomas LP, Reedy TJ, Elashoff JD (1984) Gastrin receptors on isolated canine parietal cells. J Clin Invest 73:1434-1447
41. Song ID, Brown RN, Wiltshire RN, Gantz I, Trent JM, Yamada T (1993) The human gastrin/cholecystokinin type B receptor gene: alternative splice donor site in exon 4 generates two variant mRNAs. Proc Natl Acad Sci USA 90:9085-9086
42. Ulrich CD, Ferber I, Holicky E, Hadac E, Buell G, Miller LJ (1993) Molecular cloning and functional expression of the human gallbladder cholecystokinin A receptor. Biochem Biophys Res Commun 193:204-211
43. Pisegna JR, De-Weerth A, Huppi K, Wank SA (1992) Molecular cloning of the human brain and gastric cholecystokinin receptor: structure, functional expression and chromosomal

localisation. Biochem Biophys Res Commun 189:296-303
44. Beiborn M, Lee YM, McBride EW, Quinn SM, Kopin AS (1993) A single amino acid of the cholecystokinin-B/gastrin receptors determines specificity for the non-peptide antagonists. Nature 362:348-350
45. Bitar KN, Makhlouf GM (1987) Regional and cellular heterogeneity of cholecystokinin receptors mediating muscle contraction in the gut. Gastroenterology 92:175-180
46. Corp E, McQuade S, Moran TH, Smith GP (1993) Characterisation of type A and type B CCK receptor binding sites in rat vagus nerve. Brain Res 623:161-166
47. Beinfeld MC (1983) Cholecystokinin in the Central Nervous System: A mini review. Neuropeptides 3:411-419
48. Nakata H, Matsui T, Ito M, Taniguchi T, Naribayashi Y, Arima N, Nakamura A, Kinoshita Y, Chihara K, Hosoda S, Chiba T (1992) Cloning and characterisation of gastrin receptor from ECL carcinoid tumor of Mastomys natalensis. Biochem Biophys Res Commun 187:1151-1157
49. Grider JR, Makhlouf GM (1990) Distinct receptors for cholecystokinin and gastrin on muscle cells of stomach and gallbladder. Am J Physiol 259:G184-G190
50. Harro J, Vasar E, Bradwejn J (1993) CCK in animal and human research on anxiety. TIPS 14:244-249
51. Makovec F, D'Amato M (1997) CCK_B/gastrin receptor antagonists as potential drugs for peptic ulcer therapy. Drug Dis Today 2:283-293
52. Huges J, Boden P, Costall B et al (1990) Development of a class of selective cholecystokinin type B receptor antagonists having potent anxiolytic activity. Proc Natl Acad Sci USA 87:6728-6732
53. Singh L, Field MJ, Huges J, Menzies R, Oles RJ, Vass CA, Woodruff GN (1991) The behavioural properties of CI-988, a selective cholecystokinin-b receptor antagonist. Br J Pharmacol 104:239-245
54. Lotti VJ, Chang RSL (1989) A new and selective non-peptide gastrin antagonist and brain cholecystokinin receptor (CCK-B) ligand: L-365,260. Eur J Pharmacol 162:273-280
55. Makovec F, Peris W, Revel L, Giovanetti R, Mennuni L, Rovati LC (1992) Structure-Antigastrin Activity Relationships of New (R)-4-Benzamido-5-oxopentanoic Acid Derivatives. J Med Chem 35:28-38
56. Dent J, Dodds WJ, Friedman RH et al (1980) Mechanism of gastroesophageal reflux in recumbent asymptomatic human subjects. J Clin Invest 65:256-259
57. Mittal K, Holloway RH, Panagini R, Blackshaw LA, Dent J (1995) Transient lower esophageal sphincter relaxation. Gastroenterology 109:601-610
58. Liddle RA, Goldfine ID, Rosen MS, Taplitz RA, Williams JA (1985) Cholecystokinin bioactivity in human plasma: molecular forms, responses to feeding, and relationship to gallbladder contraction. J Clin Invest 75:1144-1152
59. Resin H, Stern DH, Sturdevant RAL, Isenberg JI (1973) Effect of the C-terminal octapeptide of cholecystokinin on lower esophageal sphincter pressure in man. Gastroenterology 64:946-949
60. Katschinski M, Schirra J, Koppelberg T, Arnold R, Beglinger C, Rovati LC, Adler G (1994) Effect of CCK-A receptor blockade on esophageal motility. Eur J Gastroenterol Hepatol 6:983-986
61. Boulant J, Mathieus S, D'Amato M, Abergel A, Dapoigny M, Bommelaer G (1997) Role of Cholecystokinin in transient lower esophageal sphincter due to gastric distension in humans. Gut 40:575-581
62. Trudgill N, D'Amato M, Riley S (1996) Effects of loxiglumide on lower oesophageal sphincter function following a far meal in healthy volunteers. Gastroenterology 110:A771
63. Clave P, Gonzalez A, Moreno A, Lopez R, Farre A, Cusso X, D'Amato M, Azpiroz F, Lluis F

(1998) Endogenous cholecystokinin enhances postprandial gastroesophageal reflux in humans through extrasphincteric receptors. Gastroenterology 115:597-604

64. Zerbib F, Bruley des Varannes S, Scarpignato C, Leray V, D'Amato M, Roze C, Galmiche JP (1998) Simultaneous assessment of lower esophageal sphincter function and fundic tone after a mixed meal in healthy humans: Role of endogenous cholecystokinin. Am J Physiol 265:G1266-G1273

65. Boeckxstaens GE, Fakhry N, D'Amato M, Holloway RH, Hirsch D, Vrij V, Tytgat GNJ (1998) Involvement of Cholecystokinin-A receptors in Transient Lower Esophageal Sphincter Relaxations by triggered gastric distension. Am J Gastroenterol 93:1823-1828

66. Trudgill N, D'Amato M, Riley S (1997) Loxiglumide inhibits post-prandial transient lower oesophageal sphincter relaxations in patients with gastro-oesophageal reflux disease. Gastroenterology 112:A315

67. Fakhry N, D'Amato M, Hirsch D, Holloway RH, Vrij V, Mathus-Liegen EMH, Tytgat GNJ, Boeckxstaens GE (1997) Loxiglumide inhibits meal-induced transient LES relaxations in obese patients. Gastroenterology 112:A730

68. D'Amato M, Stamford IF, Bennett A (1991) Studies of three non-peptide cholecystokinin antagonists (devazepide, CR 1409 and CR 1505) in human isolated alimentary muscle and guinea-pig ileum. Br J Pharmacol 102:391-395

69. D'Amato M, Currò D, Montuschi P, Ciabattoni G, Ragazzoni E (1992) Release of Vasoactive Intestinal Polypeptide from the rat gastric fundus. Br J Pharmacol 105:691-695

70. Pope CE (1994) Acid reflux disorders. N Engl J Med 331:656-660

71. Cunningham KM, Horowitz M, Riddell PS, Maddern GJ, Myers JC, Holloway RH et al (1991) Relations among autonomic nerve dysfunction oesophageal motility and gastric emptying in gastro-oesophageal reflux disease. Gut 32:1436-1440

72. Dent J (1994) Roles of gastric acid and pH in the pathogenesis of gastro-oesophageal reflux disease. Scand J Gastroenterol 29 [Suppl 201]S55-S61

73. Collen MJ, Johnson DA, Sheridan MJ (1994) Basal acid output and gastric acid hypersecretion in gastro-oesophageal reflux disease. Correlation with ranitidine therapy. Dig Dis Sci 39:410-417

74. Tytgat GNJ, Janssens J, Reynolds JC, Wienbeck M (1996) Update on the pathophysiology and management of gastro-oesophageal reflux disease: the role of prokinetic therapy. Eur J Gastroenterol Hepatol 8:603 611

75. Fried M, Erlacher U, Schwizer W, Löchner C, Koerfer J, Beglinger C, Jansen JB, Lamers CB, Harder F, Bischof-Delayole A, Stalder GA, Rovati LC (1991) Role of cholecystokinin in the regulation of gastric emptying and pancreatic enzyme secretion in humans. Gastroenterology 101:503-511

76. Meyer BM, Werth BA, Beglinger C, Hildebrand P, Jansen JBMJ, Zach D, Rovati LC, Stalder GA (1989) Role of cholecystokinin in regulation of gastrointestinal motor functions. Lancet II:12-15

77. Chua AS, Bekkering M, Rovati LC, Keeling PW (1994) Clinical efficacy and prokinetic effect of the CCK-A antagonist loxiglumide in nonulcer dyspepsia. Cholecystokinin. Ann NY Acad Sci 713:451-453

78. Li Bassi S, Rovati LC, Giacovelli G, Bolondi L, Barbara L (1990) Effects of loxiglumide, a cholecystokinin antagonist in non-ulcer dyspepsia. Gastroenterology 98:A77

79. Borovicka J, Kreiss C, Asal K, Remy B, Mettraux C, Wells A, Read NW, Jansen JB, D'Amato M, Delaloye AB (1996) Role of cholecystokinin as a regulator of solid and liquid gastric emptying in humans. Am J Physiol 271:G448-G453

80. Schwizer W, Borovicka J, Kunz P, Fraser R, Kreiss C, D'Amato M, Crelier G, Boesiger P, Fried M (1996) Role of CCK in the regulation of liquid gastric emptying and gastric motility in humans. Studies with the CCK antagonist loxiglumide. Gut 9:500-504

81. Cantor P, Mortensen PE, Myhre J, Gjorup I, Worning H, Stahl E, Survill TT (1992) The effect of the cholecystokinin receptor antagonist MK-329 on meal-stimulated pancreatobiliary output in humans. Gastroenterology 102:1742-1751
82. Kreiss C, Schwizer W, Borovicka J, Jansen JBMJ, Bouloux C, Pignol R, Bischof-Delaloye A, Fried M (1998) Effect of lintitrip, a new CCK-A receptor antagonist, on gastric emptying of a solid-liquid meal in humans. Regul Pept 74:143-149
83. Corazziari E, Ricci R, Biliotti D, Bontempo I, Pallotta N, Torsoli A (1990) Oral administration of CCK antagonist loxiglumide inhibits postprandial gallbladder contraction without affecting gastric emptying. Dig Dis Sci 35:50-54
84. Niederau C, Mecklenbeck W, Heindges T (1993) Cholecystokinin does not delay gastric emptying of regular meals in healthy humans. Hepatogastroenterology 40:380-383
85. Liddle RA, Gertz BJ, Kanayama S, Beccaria L, Coker LD, Turnbull TA, Morita ET (1989) Effects of a novel cholecystokinin (CCK) receptor antagonist, MK-329, on gallbladder contraction and gastric emptying in humans. Implications for the physiology of CCK. J Clin Invest 84:1220-1225
86. Konturek JW, Konturek SJ, Kurek A, Bogdal J, Olesky J, Rovati L (1989) CCK receptor antagonism by loxiglumide and gallbladder contractions response to cholecystokinin, sham feeding and ordinary feeding in man. Gut 30:1136-1142
87. Malesci A, DeFazio C, Festorazzi S, Bonato C, Valentini A, Tacconi M, Rovati LC, Setnikar I (1990) Effect of loxiglumide on gallbladder contractile response to cerulean and food in humans. Gastroenterology 98:1307-1310
88. Niederau C, Heintges T, Rovati LC, Strohmeyer G (1989) Effects of loxiglumide on gallbladder emptying in healthy volunteers. Gastroenterology 97:1331-1336
89. Malesci A, DeFazio C, Festorazzi S, Bonato C, Valentini A, Tacconi M, Bekkering M, Giacovelli G, D'Amato M, Rovati LC (1992) Dose-response effects of oral loxiglumide on postprandial gall-bladder emptying in man. Arzeneim-Forsch 42:1359-1362
90. Hildebrand P, Beglinger C, Gyr K, Jansen JBMJ, Rovati LC, Zuercher M, Lamers CBHW, Setnikar I, Stalder GA (1990) Effects of a cholecystokinin receptor antagonist on intestinal phase of pancreatic and biliary response in man. J Clin Invest 85:640-646
91. Orlando RC (1992) Pathophysiology of gastroesophageal reflux. Oesophageal epithelial resistance. In: Castell DO (ed) The Oesophagus. Little Brown, New York, pp 463-478
92. Sagaie-Shirazi S, DenBesten L, Zike WL (1975) Effect of bile salts on the ionic permeability of the oesophageal mucosa and their role in the production of esophagitis. Gastroenterology 68:728-733

Disordini aspecifici della motilità esofagea

L. Marzio, L. Grossi, A.F. Ciccaglione

Introduzione

Il pattern motorio dell'esofago è caratterizzato in condizioni di riposo da una completa quiescenza motoria del corpo e dalla presenza di un tono basale a carico dello sfintere esofageo superiore (UES) ed inferiore (LES). Questa condizione si modifica in conseguenza dello stimolo deglutitivo che determina in maniera sequenziale l'apertura degli sfinteri e la comparsa di onde motorie del corpo propagate in senso oro-aborale che si trasmettono ad una velocità che oscilla in condizioni fisiologiche tra i 2 e i 4 cm/sec. Tale meccanismo viene identificato come peristalsi "primaria" e consente la propulsione del bolo alimentare e delle secrezioni salivari verso lo stomaco e nello stesso tempo costituisce il principale fattore di clearing dell'acido dal lume esofageo [1]. La peristalsi viene invece definita "secondaria" quando onde del corpo esofageo condotte vengono evocate dalla distensione del lume esofageo da parte di aria o liquido [2].

L'alterazione della capacità contrattile dell'esofago si manifesta con quadri clinici differenti a seconda della funzione motoria interessata. La Tabella 1 illustra le patologie motorie più frequenti a carico dell'esofago, che sono classicamente divise in due grosse categorie: i disordini primari, con alterazioni a partenza dall'esofago e quelli secondari, nei quali l'alterazione del viscere rappresenta una delle possibili localizzazioni di altre patologie sistemiche.

Tabella 1. Patologie motorie a carico dell'esofago

Disordini motori primari	Disordini motori secondari
Acalasia	Sclerodermia
Spasmo esofageo diffuso	Neuropatia diabetica
Esofago a "schiaccianoci"	Sclerosi multipla
LES iperteso	Morbo di Parkinson
Disordini motori aspecifici	Tireotossicosi
	Amiloidosi

Con il termine di disordini motori aspecifici dell'esofago viene identificato un insieme di anomalie, non raggruppabili nelle altre patologie primarie. Un definitivo inquadramento nosologico di tali disordini, ostacolato in passato dalla loro estrema variabilità è stato raggiunto soltanto negli ultimi anni, quando sono state individuate delle patognomoniche alterazioni in grado di classificarli con esattezza (Tab. 2).

Tabella 2. Parametri motori necessari per porre diagnosi di disordini motori aspecifici dell'esofago

Almeno il 30% di deglutizioni umide seguito da:
- contrazioni non propagate e/o di bassa ampiezza (< 30 mmHg)
oppure da una delle seguenti alterazioni:
- onde del corpo esofageo ripetitive (bifasiche, trifasiche)
- onde retrograde
- onde di durata > 6 secondi

Fisiopatologia

La prima componente da considerare nell'analisi delle alterazioni alla base dei disordini aspecifici della motilità esofagea è la diversa muscolatura che riveste l'esofago. Infatti il terzo superiore del viscere è composto da muscolatura striata, controllata prevalentemente da input centrali di tipo eccitatorio provenienti dal centro della deglutizione posto nel midollo [3]. I due terzi inferiori sono invece ricoperti da muscolatura liscia la cui innervazione è appannaggio del sistema nervoso enterico, che ha la capacità di modulare l'attività in senso eccitatorio od inibitorio a seconda dei neuroni attivati [4]. Il crescente interesse verso la neurofisiologia ed i meccanismi neuroumorali ha contribuito a proporre numerose ipotesi fisiopatologiche soprattutto per quanto riguarda le alterazioni della sequenza peristaltica.

Il riflesso peristaltico come è noto viene evocato dalla distensione del lume intestinale ed è la risultante di una eccitazione ascendente che evoca contrazione a monte e di una inibizione discendente che determina rilasciamento a valle [5]. Tale meccanismo rappresenta una peculiarità intrinseca di tutto il tratto gastro-enterico, come dimostrato da alcuni studi in vitro su preparati isolati, privi cioè di innervazione e vascolarizzazione estrinseca [6]. L'esofago ovviamente non sfugge a questa regola e la sua funzione motoria è frutto fedele della risultante fra le due forze antagoniste, quella eccitatoria e quella inibitoria.

A tale riguardo recenti acquisizioni hanno documentato che l'atto deglutitivo non determina solamente la classica onda di peristalsi primaria, ma induce prima di essa una sequenza inibitoria che insorge pressochè contemporaneamente in più segmenti del viscere, di durata maggiore nei tratti più distali [7]. Questo fenomeno identificato con il termine "inibizione deglutitiva", è inversamente correlato al grado di attività peristaltica, nel senso che quanto minore è il grado di inibizione tanto maggiore è la velocità di propagazione delle onde esofagee. Quando tale situazione giunge ad un livello estremo le onde motorie possono assumere le caratteristiche di vere e proprie onde simultanee.

I meccanismi alla base dei fenomeni inibitori sono stati di recente resi più chiari; mentre infatti in passato le conoscenze sul sistema nervoso enterico si limitavano a due soli neurotrasmettitori (acetilcolina e noradrenalina), adesso sono state identificate altre sostanze che, rilasciate dai neuroni intramurali, esplicano una attività inibente la motilità: si tratta dei neurotrasmettitori cosiddetti non-adrenergico non-colinergici principalmente costituiti dal polipeptide vasoattivo intestinale, VIP [8] e dall'ossido nitrico, NO [9]; quest'ultimo ha assunto un ruolo sempre più importante e sembra esplicare la sua azione mediante la stimolazione di GMPciclico [10]. Indipendentemente dal meccanismo d'azione di tali sostanze, la risultante della loro interazione è la iperpolarizzazione e conseguente inibizione della muscolatura liscia esofagea.

Uno squilibrio tra inibizione discendente e meccanismi eccitatori, lo stimolo colinergico innanzitutto, è stata ipotizzata per spiegare l'insorgenza dei disordini aspecifici della motilità esofagea: in pratica una minore attività inibente ridurrebbe il periodo di latenza della muscolatura liscia; anche in assenza di alterazioni degli stimoli contrattili la forza eccitatoria "netta" risulterebbe aumentata e la velocità di conduzione elevata: le onde motorie pertanto sarebbero più ravvicinate fino a raggiungere la simultaneità.

Dai dati della letteratura sembra in effetti emergere che il ruolo dell'attività inibente sia preponderante rispetto a quello svolto dagli stimoli eccitatori: infatti l'atropina, principale inibitore dello stimolo colinergico, è in grado di ridurre ampiezza e durata delle onde esofagee, ma non riesce a trasformare le onde simultanee in sequenze peristaltiche [11]. Il blocco della sintesi di NO dovrebbe invece essere in grado di abolire il gradiente pressorio frutto del bilancio eccitazione-inibizione, favorendo una attività motoria di tipo non propagato; tale ipotesi peraltro al momento è confermata soltanto da studi in vitro [12] mentre attende ancora conferme cliniche sull'uomo.

L'alterata sequenza peristaltica e la ridotta ampiezza delle onde sono state indagate in maniera molto ampia in letteratura, al contrario sono ancora scarse le nozioni sulla possibile fisiopatologia di altre stigmate dei disordini motori aspecifici, quali le onde polifasiche e le onde retrograde. Anche per tali fenomeni l'insorgenza sembra risiedere in un abnorme squilibrio tra la fase di eccitazione e quella di inibizione.

Alcuni autori hanno ipotizzato che alla base delle onde polifasiche possa esistere una sofferenza neurologica, come ad esempio avviene nella neuropatia diabetica [13]. In verità la mancanza di alterazioni motorie in tutti i pazienti con malattia diabetica conclamata e la loro presenza anche in soggetti privi di tali problematiche ha in parte sconfessato questa possibilità, al punto da suggerire che la presenza di onde polifasiche possa costituire una semplice variante della normalità, priva di un reale significato patologico [14]. Recentemente una analisi topografica delle onde bifasiche ha documentato che alcune di esse si propagano in realtà anche in senso retrogrado. L'associazione di tale aspetto motorio con il riscontro di onde più alte del normale nel terzo inferiore dell'esofago ha suggerito che una abnorme stimolazione della muscolatura liscia possa produrre a sua volta una eccitazione nei tratti immediatamente a monte, quando questi si trovino in una condizione di refrattarietà tale da consentirne la attivazione [15]. Questa ulteriore ipotesi pur spostando in parte i termini del problema, sembra comunque confermare il ruolo importante di una inadeguata distribuzione della funzione inibitoria.

Un aspetto da non sottovalutare infine è che la motilità esofagea, principalmente legata all'attività peristaltica di tipo primario e secondario è temporalmente legata anche ai cicli della motilità interdigestiva. Studi da parte del nostro gruppo hanno infatti dimostrato che verosimilmente anche l'attività deglutitiva fa parte della ritmicità tipica della motilità intestinale a digiuno [16], così come sono stati dimostrati dei treni di onde simultanee non-deglutitive immediatamente prima della fase III gastrica dei Complessi Motori Migranti [17]. Quest'ultimo dato in particolare deve sempre essere tenuto a mente, soprattutto nelle analisi manometriche prolungate e non limitate alla semplice fase post-prandiale, per evitare di considerare espressione di una anomalia motoria esofagea una normale fase della motilità interdigestiva.

Clinica

Gli aspetti clinici con i quali si possono manifestare i disturbi aspecifici della motilità esofagea sono ovviamente conseguenza della incapacità del viscere di favorire la propulsione del bolo alimentare in senso oro-aborale. Pertanto il sintomo più frequente è dato dalla disfagia, tipicamente presente sia per i solidi che per i liquidi (la disfagia soltanto per i cibi solidi deve sempre orientare in prima ipotesi verso una patologia meccanica!). La sintomatologia dolorosa riveste invece una importanza minore; quando è presente, essa è per lo più inquadrabile in una patologia da reflusso gastroesofageo, malattia spesso associata a deficit della normale funzione motoria dell'esofago [18].

In letteratura c'è abbastanza uniformità nel collocare tali disturbi aspecifici al primo posto tra le alterazioni motorie come frequenza nel gruppo di soggetti affetti da disfagia non organica o nei soggetti con dolore toracico non cardiaco [19]. Nonostante tale frequenza, va comunque considerato che la maggior parte dei pazienti sintomatici presenta un pattern motorio completamente normale [20]; inoltre, quando presenti, le alterazioni motorie raramente sono temporalmente collegate ai sintomi. è infatti stata dimostrata una sostanziale indipendenza tra manifestazioni cliniche e alterazioni manometriche [21].

Come è facilmente intuibile, le problematiche di una diagnosi clinica non specifica e le oggettive difficoltà che i vari aspetti manometrici propongono dal punto di vista diagnostico hanno reso il capitolo dei disordini motori aspecifici dell'esofago ancora abbastanza vago.

Per cercare di colmare almeno in parte tali lacune, pochi anni or sono è stato proposto di utilizzare una nuova terminologia, la cosiddetta motilità esofagea inefficace (IEM nella letteratura anglosassone). Tale termine identifica una alterazione motoria caratterizzata prevalentemente dalla presenza di almeno un terzo di onde motorie di bassa ampiezza e/o non propagate (Tab. 3). Con questa nuova classificazione è stato visto che oltre il 98% di pazienti precedentemente inquadrati come affetti da alterazioni non specifiche della motilità esofagea in realtà rientrava nella nuova categoria IEM [22].

Tabella 3. Criteri manometrici per identificare la motilità esofagea inefficace (IEM)

Almeno il 30% delle deglutizioni umide seguite da:
- onde del corpo esofageo di bassa ampiezza (<30 mmHg)

oppure da:

- onde non propagate

Tale gruppo inoltre rappresenta una significativa percentuale dei pazienti affetti da malattia da reflusso gastroesofageo, anche nei casi con manifestazioni cliniche atipiche [23]. Alla luce di tali acquisizioni pertanto la definizione di motilità esofagea inefficace sembra destinata a soppiantare la precedente o perlomeno a restringere in maniera ancora più drastica il campo riservato alle alterazioni "aspecifiche".

Diagnosi

La manometria rappresenta ovviamente l'esame più specifico per ottenere una corretta diagnosi delle alterazioni motorie aspecifiche, vista l'assenza di segni patognomonici rilevabili ad un esame endoscopico o radiologico. La registrazione della motilità come tutte le metodiche strumentali, ha subito una notevole trasformazione con il passare degli anni. Dagli inziali sistemi a perfusione, che necessitano di un collegamento ad un sistema pneumoidraulico in grado di perfondere costantemente i cateteri si è infatti arrivati ad apparati di tipo elettronico, più maneggevoli e che consentono al paziente maggiore libertà di movimento durante la registrazione. è divenuto cosi' evidente che la manometria cosiddetta "stazionaria", condotta per brevi periodi e con il paziente limitato nei movimenti, non riusciva a riprodurre sempre ed in maniera attendibile le normali situazioni giornaliere. Al contrario una registrazione manometrica eseguita con attrezzature portatili di tipo elettronico (manometria "ambulatoriale") permette al paziente di muoversi liberamente, riproducendo in maniera più fedele le sue normali attività quotidiane [24]. Nonostante i sistemi a perfusione e le registrazioni stazionarie siano ancora correntemente utilizzati e siano del tutto in grado di documentare alterazioni croniche della motilità, la necessità di ricorrere a manometrie prolungate si è sempre più fatta strada nella diagnostica funzionale dell'esofago. Infatti pazienti con dolore toracico non cardiaco possono presentare una sintomatologia di tipo intermittente, con alterazioni motorie che possono sfuggire ad un esame stazionario standard [25, 26]. La scarsa associazione temporale tra sintomi e disturbi motori è stata oggetto di recenti studi i cui risultati hanno confermato che studi manometrici di 24 ore sono più indicati rispetto a registrazioni più brevi per identificare correttamente pazienti con disfunzioni motorie [27].

Numerosi sono stati negli anni gli standard proposti per delineare il range di normalità della funzione motoria esofagea; i dati più recenti sono quelli forniti da uno studio multicentrico italiano che ha studiato soggetti normali con sistemi elettronici portatili [28].

Da parte nostra riportiamo di seguito nelle Tabelle 4 e 5 i valori di riferimento (dati non pubblicati) relativi a soggetti sani ottenuti dal nostro gruppo con un sistema di due sonde elettroniche (Gastroscan II) di registrazione; i dati sono relativi a quattro siti singoli di registrazione: uno a livello del faringe (attività deglutitiva); due nel corpo esofageo e uno a livello gastrico; l'attività del LES è invece stata studiata utilizzando uno sfinterometro (Fig.1), cioè una camera sigillata di circa 5 cm di lunghezza, elastica e ripiena di materiale oleoso con all'interno un singolo registratore; tale sistema registra in pratica la pressione media del tratto che la accoglie, rendendo possibile il monitoraggio della regione sfinterica costantemente, anche durante periodi prolungati, nonostante le inevitabili escursioni della sonda rispetto alla posizione iniziale, cosa che non sarebbe possibile con un singolo punto di registrazione [29].

Tabella 4. Caratteristiche delle onde motorie in soggetti sani sottoposti a registrazione manometrica delle 24 ore con sistema elettronico portatile

	Deglutizioni	Esofago prossimale	Esofago distale	L.E.S.	Stomaco
N° totale	1278±424	1324±471	1245±362	—	425±169
Ampiezza	65±31	55±17	60±21	46±19	33±8
Durata	2±1	4±1	5±1	—	3±1

Dati espressi come media ± DS, riferiti a 35 registrazioni eseguite nel nostro ambulatorio. L'ampiezza delle onde è indicata in mbar (100 mbar=75 mmHg), la durata in secondi

Tabella 5. Propagazione delle onde motorie del corpo esofageo in soggetti sani sottoposti a registrazione manometrica delle 24 ore con sistema elettronico portatile

	Rapporto tra deglutizioni e onde esofago prossimale	Propagazione onde nel corpo esofageo
% onde propagate	77 ± 16	61 ± 21
% onde simultanee	17 ± 15	25 ± 14
% onde retrograde	6 ± 4	14 ± 11

Percentuali espresse come media ± DS riferite a 35 registrazioni eseguite nel nostro ambulatorio

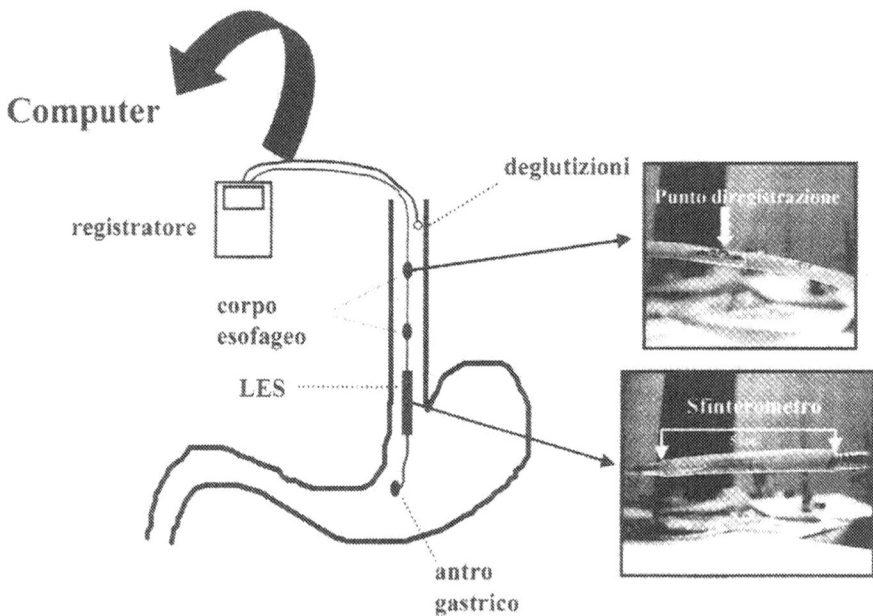

Fig. 1. Schema del sistema di registrazione elettronico portatile utilizzato nella nostra unità. I punti di registrazione a livello dell'esofago sono a 5 cm di distanza l'uno dall'altro. Lo sfinterometro è lungo 5 cm, con la sua estremità prossimale a 5 cm dal punto di registrazione distale esofageo; il punto di registrazione gastrico è collocato 10 cm dopo l'estremità distale dello sfinterometro. La sonda per le deglutizioni è posta nel faringe. Il sistema è collegato ad un registratore portatile in grado di interagire con un Personal Computer per il trasferimento e l'analisi dei dati

Nella nostra casistica più recente, riferita a 100 pazienti sottoposti negli ultimi 3 anni a manometria esofagea delle 24 ore per sintomi quali disfagia, dolore toracico e a pH-metria normale la percentuale di patologie motorie riscontrate è la seguente: motilità normale 54%, sclerodermia 5%, esofago "nutcracker" 12%, disordini aspecifici 19%, acalasia 8%, spasmo esofageo diffuso 2%. Tali valori sono pressochè sovrapponibili alle percentuali segnalate in letteratura, anche se noi abbiamo considerato il gruppo dei "nutcracker" a parte e non tra i pazienti con disordini aspecifici, ottenendo così una prevalenza di tali alterazioni in apparenza minore.

A conclusione di questo capitolo vengono presentati alcuni aspetti manometrici caratteristici delle alterazioni motorie trattate, in particolare onde polifasiche esofagee (Fig. 2) e l'insorgenza di onde post-deglutitive condotte, ma di ampiezza ridotta (Fig. 3).

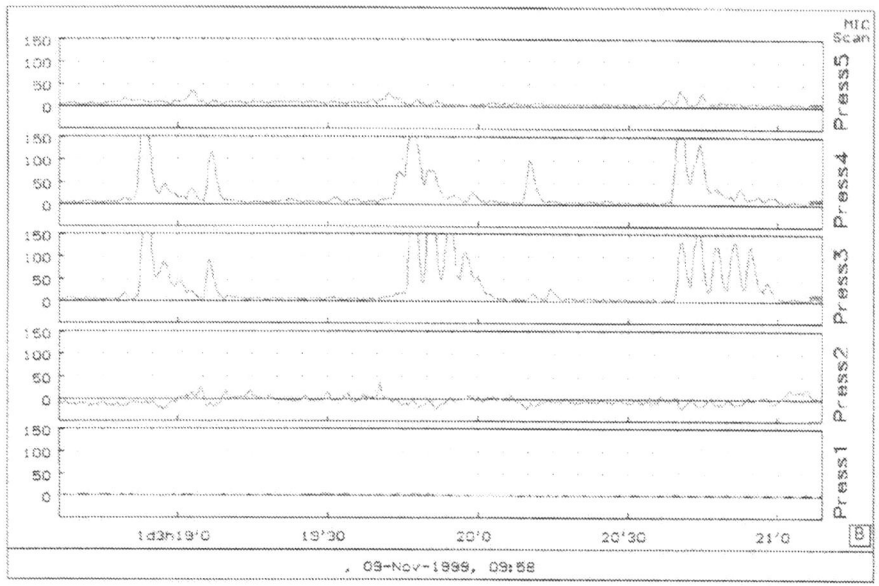

Fig. 2. Finestra di registrazione manometrica relativa a sequenza di onde del corpo esofageo polifasiche. Dall'alto in basso i canali mostrano: Press 5, attività deglutitiva; Press 4, esofago medio; Press 3, esofago inferiore; Press 2, LES; Press 1, stomaco. L'ampiezza delle onde è espressa in mbar (100 mbar = 75 mmHg)

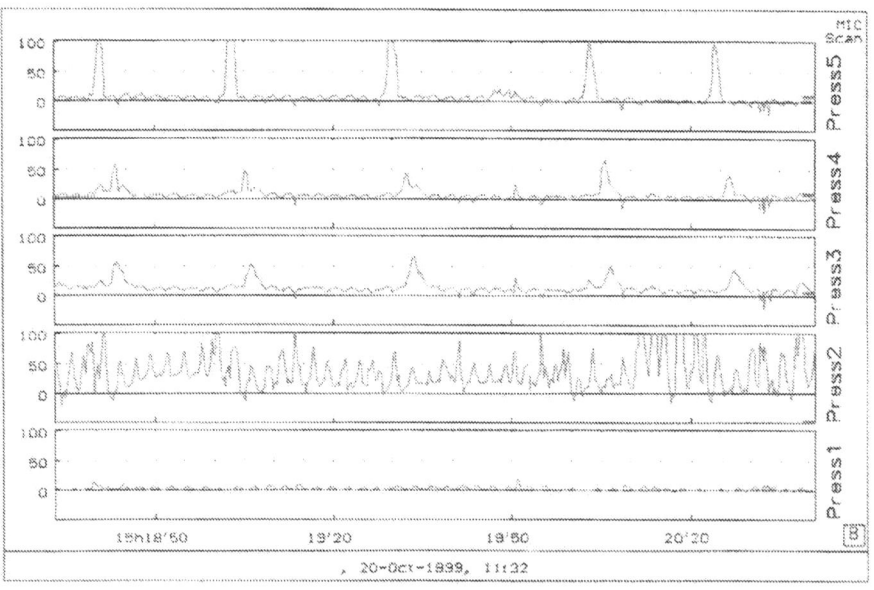

Fig. 3. Finestra di registrazione manometrica relativa a sequenza di onde primarie del corpo esofageo propagate, ma di ampiezza ridotta. Dall'alto in basso i canali mostrano: Press 5, attività deglutitiva; Press 4, esofago medio; Press 3, esofago inferiore; Press 2, LES; Press 1, stomaco. L'ampiezza delle onde è espressa in mbar (100 mbar = 75 mmHg)

Punti chiave

- I disordini aspecifici della motilità esofagea rappresentano una patologia funzionale caratterizzata da una sostanziale "perdita" della normale funzione propulsiva del viscere e che non presenta gli aspetti manometrici classici dei disordini primari dell'esofago.

- Il termine "motilità esofagea inefficace" (≥ 30% delle deglutizioni umide seguite da onde del corpo esofageo di ampiezza <30 mmHg oppure onde non propagate) coniato negli ultimi anni, racchiude la maggior parte di tali disturbi.

- L'insorgenza di tale patologia verosimilmente è dovuta ad uno squilibrio tra stimoli eccitatori ed inibitori a livello della muscolatura liscia esofagea.

- I disordini aspecifici possono rappresentare fino al 40% delle patologie motorie in pazienti affetti da disfagia funzionale e dolore toracico non cardiaco.

Bibliografia

1. Anggiansah A, Taylor G, Bright N, Wang J, Owen WA, Rokkas T, Jones AR, Owen WJ (1994) Primary peristalsis is the major acid clearance mechanism in reflux patients. Gut 35:1536-1542
2. Schoemann MN, Holloway RH (1994) Stimulation and characteristics of secondary oesophageal peristalsis in normal subjects. Gut 35:152-158
3. Roman C, Gonella J (1987) Extrinsic control of digestive tract motility. In: Johnson LR, (ed) Physiology of the gastrointestinal tract, 2nd edition. Raven Press, New York, pp 507-553
4. Diamant NE, El-Sharkawy (1977) Neural control of esophageal peristalsis: a conceptual analysis. Gastroenterology 72:546-556
5. Costa M, Furness JB (1976) The peristaltic reflex: an analysis of the nerve pathways and their pharmacology. Naunyn Schmiedebergs Arch Pharmacol 294:47-60
6. Mancinelli R, Marzio L, Pescatori M, Bertuzzi A, Salinari S, Serrao F, Vulpio C, Emanuele T (1983) Some parameters of descending inhibition during colonic propulsion. Am J Physiol 245:G307-G312
7. Sifrim D, Janssens J, Vantrappen G (1992) A wave of inhibition precedes primary peristaltic contractions in the human esophagus. Gastroenterology 103:876-882
8. Aggestrup S, Uddman R, Sundler F, Fahrenkug J, Hakanson R, Sorensen H, Hambraeus G (1983) Lack of vasoactive intestinal polipeptide nerves in esophageal achalasia. Gastroenterology 84:924-927

9. Yamato S, Spechler SJ, Goyal RK (1992) Role of nitric oxide in esophageal peristalsis in the opossum. Gastroenterology 103:197-204
10. Du C, Murray J, Conklin JL (1992) Cycli GMP mediates nitric oxide produced NANC hyperpolarization of opossum esophageal circular smooth muscle. Gastroenterology 102:A443
11. Dodds WJ, Dent J, Hogan WJ, Arndorfer RC (1981) Effect of atropine on esophageal motor function. Am J Physiol 240:G290-G296
12. Grossi L, Falcucci M, Lapenna D, Marzio L (1996) Effect of nitric oxide on propagated clusters of spontaneous motor waves in an ex vivo rabbit intestinal preparation. Neurogastroenterol Motil 8:201-205
13. Loo FD, Dodds WJ, Soergel KH, Arndorfer RC, Helm JF, Hogan WJ (1985) Multipeaked esophageal peristaltic pressure waves in patients with diabetic neuropathy. Gastroenterology 88:485-491
14. Richter JE, Wu WC, Castell DO (1985) Double-peaked contraction waves - a variant of normal. Gastroenterology 89:479-482
15. Clouse RE, Staiano A, Alrakawi A (2000) Topographic analysis of esophageal double-peaked waves. Gastroenterology 118:469-476
16. Marzio L, Grossi L, Falcucci M, Ciccaglione AF, Malatesta MG, Lapenna D (1996) Increase of swallows before onset of phase III of migrating motor complex in normal human subjects. Dig Dis Sci 41(3):522-527
17. Janssens J, Annese V, Vantrappen G (1993) Bursts of non-deglutitive simultaneous contractions may be a normal oesophageal motility pattern. Gut 34:1021-1024
18. Anggiansah A, Taylor G, Marshall REK, Bright NF, Owen WA, Owen WJ (1997) Oesophageal motor responses to gastro-oesophageal reflux in healthy controls and reflux patients. Gut 41:600-605
19. Ergun GA, Kahrilas PJ (1996) Clinical applications of esophageal manometry and pH monitoring. Am J Gastroenterol 91:1077-1089
20. Katz PO, Dalton CB, Richter JE, Wu WC, Castell DO (1987) Esophageal testing of patients with noncardiac chest pain or dysphagia. Results of three years' experience with 1161 patients. Ann Intern Med 106:593-597
21. Clouse RE (1991) Spastic disorders of the esophagus. Gastroenterology 5:112-127
22. Leite LP, Johnston BT, Barrett J, Castell JA, Castell DO (1997) Ineffective esophageal motility (IEM). The primary finding in patients with nonspecific esophageal motility disorder. Dig Dis Sci 42:1859-1865
23. Fouad YM, Katz PO, Hatlebakk JG, Castell DO (1999) Ineffective esophageal motility: the most common abnormality in patients with GERD-associated respiratory symptoms. Am J Gastroenterol 94:1464-1467
24. Stein HJ, DeMeester TR (1991) Evaluation of oesophageal motor disorders: 24-hour ambulatory oesophageal motility monitoring. Gastroenterol Intern 4:60-64
25. Janssens J, Vantrappen G, Ghillebert G (1986) 24-hour recording of esophageal pressure and pH in patients with noncardiac chest pain. Gastroenterology 90:1978-1984
26. Peters L, Maas L, Petty D (1988) Spontaneous noncardiac chest pain. Evaluation by 24-hour ambulatory esophageal motility and pH monitoring. Gastroenterology 94:878-886
27. Barham CP, Gotley DC, Fowler A, Mills A, Alderson D (1997) Diffuse esophageal spasm: diagnosis by ambulatory 24 hour manometry. Gut 41:151-155
28. Bortolotti M, Annese V, Coccia G, Pace F, Di Martino N, Passaretti S, Costantini M, Bellavigna G (1994) Twenty-four-hour ambulatory oesophageal manometry in normal subjects (cooperative study). Neurogastroenterol Motil 6:311-320
29. Pehlivanov N, Liu J, Arora T, Yamamoto Y, Mittal RK (1999) Lower esophageal sphincter monitoring with sphinctometer: in vitro and in vivo studies. Am J Physiol 277:G577-G584

Acantosi glicogenica

P. Molteni, G. Maconi, F. Pace, G. Bianchi Porro

Introduzione

Il termine "acantosi glicogenica" identifica una lesione benigna dell'esofago, di frequente riscontro endoscopico. L'acantosi venne per la prima volta descritta nel 1908 da Lindemann con il nome di "pachidermia nodosa" [1]. Definita in tempi successivi come "leucoplachia" ed "ipercheratosi", l'acantosi glicogenica rimane tuttora una condizione ad eziologia ignota il cui significato clinico non è del tutto chiarito [2, 3].

L'acantosi glicogenica è generalmente considerata una lesione benigna ed innocua; tuttavia, è importante saperla riconoscere al fine di differenziarla da altre analoghe lesioni dell'esofago, maggiormente rilevanti sotto il profilo clinico-prognostico.

Epidemiologia

In uno studio autoptico del 1980 veniva riportata un'incidenza dell'acantosi glicogenica estremamente variabile, dal 5% al 100% [2]. I dati di prevalenza sono anch'essi notevolmente variabili: gli studi autoptici riportano una prevalenza prossima al 100% quando la lesione viene attentamente ricercata dall'anatomo-patologo. Tali valori si riducono drasticamente quando si cerca di accertare la prevalenza in vivo utilizzando l'endoscopia, sebbene anche in questo caso esista una notevole disomogeneità a seconda degli studi: pari al 3.5% in uno studio condotto su 2328 pazienti [4], 15% in un altro studio condotto su 160 pazienti [5].

Istituto di Scienze Biomediche Luigi Sacco, Azienda Ospedaliera-Polo Universitario, Università degli Studi di Milano, Divisione di Gastroenterologia, Via G. B. Grassi 74, 20157 Milano

Eziologia

L'eziologia dell'acantosi non è nota. Non esiste una chiara correlazione con il reflusso gastroesofageo acido, con il tabagismo, l'assunzione di alcolici o di alimenti particolarmente caldi [3].

Nonostante alcuni studi abbiano suggerito una potenziale associazione tra l'acantosi e l'esofagite da reflusso [4, 6, 7], questo rapporto non è stato confermato univocamente [5]. In particolare, nello studio di Vadva, condotto prospetticamente su 35 pazienti con acantosi glicogenica, la presenza di reflusso acido patologico è stata rilevata con metodica pH-metrica nell'83% dei casi. Nei pazienti con riscontro endoscopico di acantosi glicogenica, la coesistenza di reflusso gastroesofageo non necessariamente implica la presenza di segni endoscopici di esofagite che, sempre in questo studio, è stata rilevata solo nel 45% dei pazienti, identificati come reflussori alla pH-metria. È quindi verosimile che la discordanza dei dati relativi all'associazione acantosi-reflusso sia da attribuire al fatto che in molti studi la reale prevalenza del reflusso è di fatto sottostimata, in quanto dedotta dal riscontro endoscopico di esofagite. Nei pazienti con acantosi glicogenica e contemporaneamente reflussori, generalmente la pH-metria mostra valori fortemente patologici, con un tempo medio di esposizione all'acido pari al 43.3%. Dal punto di vista fisiopatologico non è chiaro perchè in presenza di un reflusso acido importante, una rilevante quota di pazienti non sviluppi esofagite. Sempre questi pazienti con acantosi glicogenica e pH-metria patologica mostrano una scarsa risposta ad un ciclo di trattamento empirico. La patogenesi dell'acantosi glicogenica nei pazienti con reflusso rimane peraltro ignota. Da queste osservazioni emerge l'indicazione ad effettuare la pH-metria nei pazienti con sintomi da reflusso e riscontro endoscopico di acantosi glicogenica.

Il tabagismo e l'irritazione locale secondaria rappresentano fattori generalmente posti in relazione con la leucoplachia del cavo orale [8]. Tuttavia, le lesioni tipiche della leucoplachia non sono sovrapponibili a quelle dell'acantosi glicogenica.

L'abuso alcolico viene posto in relazione con l'insorgenza del carcinoma esofageo [9-11], ma non con la leucoplachia o con lesioni analoghe a quelle dell'acantosi.

Il meccanismo patogenetico con cui l'epitelio modifica le sue caratteristiche morfologiche e si realizza l'accumulo di glicogeno non è noto. Esistono pochi studi relativi alla cinetica cellulare dell'esofago normale; a maggior ragione risultano ancora più esigue le informazioni relative alle modificazioni del turnover dell'epitelio esofageo nelle varie condizioni patologiche [12]. È noto che nella cheratosi e nella leucoplachia si assiste ad un incremento dell'indice mitotico [13, 14]. Le modificazioni che intervengono sotto questo profilo nell'acantosi glicogenica non sono ancora note.

Anatomia patologica

Dal punto di vista macroscopico le lesioni tipiche dell'acantosi glicogenica si presentano sotto forma di papule rilevate, di colorito biancastro, tondeggianti, disseminate nel contesto di una mucosa per altri versi normale, generalmente in numero compreso tra le 5 e le 20 unità (Fig. 1). Sono facilmente riconoscibili nel corso dell'indagine endoscopica perché localizzate in corrispondenza delle pliche longitudinali dell'esofago; possono però sfuggire all'osservazione se l'esofago non viene adeguatamente insufflato. Sono solitamente più numerose in corrispondenza del terzo distale dell'esofago, ma sono comunque anche rilevabili al terzo medio e prossimale.

Istologicamente, queste lesioni sono caratterizzate da iperplasia dell'epitelio, con un numero elevato di cellule di aumentate dimensioni contenenti abbondanti quantità di glicogeno. Non si rilevano segni di ipercheratosi, nè alterazioni displastiche (Fig. 2). Nonostante le differenze istologiche rispetto alla leucoplachia del cavo orale [8, 15-17], l'acantosi glicogenica dell'esofago è stata frequentemente assimilata alla leucoplachia [18-22]. Non esistono descrizioni convincenti di leucoplachia esofagea: la maggior parte dei casi descritti è infatti quasi invariabilmente riferibile ad acantosi glicogenica. Sebbene con ogni probabilità le lesioni acantosiche non rappresentino l'equivalente esofageo della leucoplachia è comunque cruciale stabilire se esse

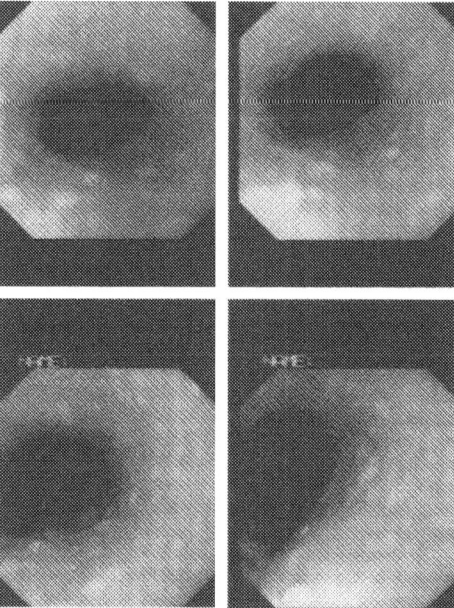

Fig. 1. Aspetto endoscopico tipico dell'acantosi glicogenica

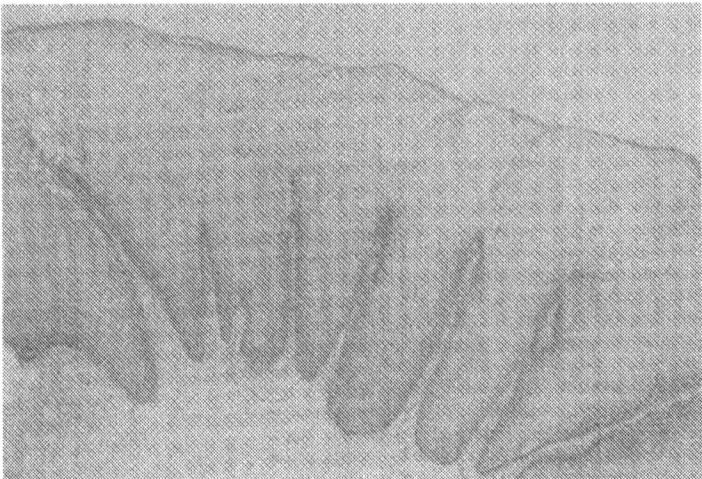

Fig. 2. Mucosa esofagea con evidenza di acantosi glicogenica. Ematossilina–Eosina 2.5x (*per gentile concessione* Istituto di Anatomia Patologica, Ospedale L. Sacco, Milano)

esprimano in qualche modo una condizione pre-neoplastica. La leucoplachia orale, notoriamente considerata una lesione pre-neoplastica, si manifesta con quadri istologici estremamente variabili, a dispetto dell'aspetto macroscopico apparentemente benigno. Nel 10% dei casi sono presenti alterazioni pre-neoplastiche o francamente tumorali [8, 16, 23].

Esistono numerose evidenze secondo cui l'acantosi non condivide la potenziale evolutività in senso neoplastico tipica invece della leucoplachia. Infatti, nell'acantosi glicogenica sono si osservano mai segni di ipercheratosi o atipie cellulari [2]. Dal punto di vista istochimico, inoltre, la maggior parte delle lesioni orali caratterizzate da ipercheratosi, dotate di potenziale malignità, sono quasi totalmente sprovviste di glicogeno. Infatti, le cellule ad elevato contenuto di glicogeno sono in genere prive di cheratina [24, 25]. La potenziale evoluzione delle lesioni leucoplastiche ed iperplastiche in carcinoma non è documentata con sicurezza, sebbene nel ratto sia stata osservata la sequenza leucoplachia-carcinoma per quanto riguarda i tumori indotti da agenti chimici [26].

Lo sviluppo del carcinoma esofageo è preceduto dalla displasia e dal carcinoma in situ, per quanto queste lesioni precoci non siano di frequente riscontro [27, 28]; anche gli studi relativi all'associazione tra cancro dell'esofago e leucoplachia non forniscono dati attendibili [20, 22].

In conclusione, le differenze di carattere istologico e istochimico, nonchè l'apparente assenza di un potenziale evolutivo dell'acantosi in senso neoplastico, rendono estremamente improbabile l'ipotesi secondo cui l'acantosi rappresenterebbe una modalità espressiva della leucoplachia in esofago.

Clinica

L'acantosi esofagea rappresenta una condizione del tutto asintomatica e, pressochè invariabilmente, viene riscontrata casualmente nel corso di un esame endoscopico motivato da altre problematiche. I sintomi più comuni in questi pazienti, generalmente di età adulta tendenzialmente avanzata, sono quelli riferibili ad un concomitante reflusso gastroesofageo. Tuttavia, non è del tutto chiarito se si tratti di un'associazione casuale, data la rilevante prevalenza delle due condizioni, o se effettivamente esista un nesso patogenetico.

Diagnosi

Il riconoscimento dell'acantosi glicogenica avviene per via endoscopica. Le lesioni, come è già stato descritto, sono tondeggianti, di colore biancastro, lievemente rilevate, multiple, per lo più localizzate in corrispondenza del terzo medio-distale dell'esofago. In corso di endoscopia è possibile evidenziare queste lesioni utilizzando la soluzione di Lugol al 5%: in questo modo le aree acantosiche, ricche di glicogeno, diventano marrone scuro. Al contrario, le lesioni di significato flogistico e/o neoplastico, non assumono questa colorazione.

L'acantosi esofagea si pone in diagnosi differenziale con la candidosi che si manifesta con lesioni rilevate, caratterizzate però da flogosi e dalla presenza di ife. La degenerazione dei dotti delle ghiandole sottomucose può portare alla formazione di piccole nodularità. Queste strutture ghiandolari presentano un aspetto cistico e sono quindi facilmente distinguibili sotto il profilo istologico [29].

Terapia

Trattandosi di una condizione benigna e non evolutiva non è richiesta alcuna terapia specifica. L'eventuale terapia è quella dell'eventuale malattia da reflusso gastroesofageo associata.

Punti chiave

- L'acantosi esofagea rappresenta una lesione benigna dell'esofago, ad eziologia ignota, di frequente riscontro endoscopico.

- La prevalenza autoptica è prossima al 100%; la prevalenza endoscopica raggiunge il 15%.

- Le lesioni tipiche dell'acantosi si presentano sotto forma di papule biancastre, rilevate, generalmente multiple.

- Esiste una probabile correlazione tra acantosi e reflusso gastroesofageo (sino nell'83% dei casi), sebbene il legame patogenetico non sia del tutto chiarito. Risulta comunque indicato effettuare la pH-metria nei pazienti portatori di acantosi e con sintomi di reflusso.

- L'acantosi glicogenica non richiede alcuna terapia.

Bibliografia

1. Lindemann A (1908) Zur Pathologie der menschlichen Oesophagusschleimhaut. Virchows Arch 193:258-269
2. Rywlin AM, Ortega R (1970) Glycogenic acanthosis of the esophagus. Arch Pathol Lab Med 90:439-443
3. Bender MD, Allison J, Cuartas F, Montgomery C (1973) Glycogenic acanthosis of the esophagus: a form of benign epithelial hyperplasia. Gastroenterology 65:373-380
4. Vadva MD, Triadafilopoulos G (1993) Glycogenic acanthosis of the esophagus and gastroesophageal reflux. J Clin Gastroenterol 17:79-83
5. Stern Z, Sharon P, Ligumsky M, Levij IS, Rachmilewitz D (1980) Glycogenic acanthosis of the esophagus. Am J Gastroenterol 74:261-263
6. Berliner L, Redmont P, Horowitz L, Ruoff M (1981) Glycogen plaques (glycogenic acanthosis) of the esophagus. Radiology 141:607-610
7. Clemencon G, Gloor F (1974) Benign epithelial hyperplasia of the esophagus:glycogenic acanthosis. Endoscopy 6:214-217
8. Waldron CA (1970) Oral epithelial tumors. In: R. Gorlin, H Goldman (eds) Thoma's oral pathology. CV Mosby, St Louis, pp 801-860
9. Steiner P (1956) The etiology and hystogenesis of carcinoma of the esophagus. Cancer 9:436-452
10. Wyndner E, Bross I (1961) A study of etiological factors in carcinoma of the esophagus. Cancer 14:389-413
11. Kasniowkowski M, Fleshler B (1965) The role of alcohol intake in esophageal carcinoma. Am J Med Sci 249:696-700
12. Marques-Pereira J, LeBlond C (1965) Mitosis and differentiation in the stratified squamous epithelium of the rat esophagus. Am J Anat 117:73-90

13. Remstrup G (1963) Studies in oral leukoplakias. Acta Odontol Scand 21:333-240
14. El-Labban N, Lucas R, Kramer I (1971) The mitotic values for the epithelium in oral keratoses and lichen planus. Br J Cancer 25:411-416
15. Mehta F et al (1969) Clinical and histologic study of oral leucoplakia in relation to habits: a five-year follow-up. Oral Surg Oral Med Oral Pathol Oral Radiol Endod 28:372-388
16. Shklar G (1965) The precancerous oral lesion. Oral Surg Oral Med Oral Pathol Oral Radiol Endod 20:58-70
17. Remstrup G (1958) Leukoplakia of the oral cavity. A clinical and hystopathologic study. Acta Odontol Scand 16:99-111
18. Butt H, Vinson P (1936) Esophagitis II. A pathologic and clinical study. Arch Otolaryngol Head Neck Surg 23:550-570
19. Sharp G (1931) Leukoplakia of the esophagus. Am J Cancer 15:2029-2043
20. Starr F (1928) Hyperkeratosis of the esophagus. Can Med Assoc J 18:22-24
21. Feldman M (1949) Leukoplakia-keratosis of the esophagus associated with esophageal stricture. Gastroenterology 13:175-177
22. Etienne JP, Delavierre PH, Petite JP et al (1969) Esophageal leukoplakia in the course of cirrhosis of the liver. Sem Hop Paris 45:1589-1598
23. Silverman S, Rozen R (1968) Observation on the clinical characteristics and natural history of oral leukoplakia. J Am Dent Assoc 76:772-777
24. Silverman S, Barbosa J, Kearns G (1971) Ultrastructural and histochemical localization of glycogen in human normal and hyperkeratotic oral epithelium. Arch Oral Biol 16:423-34
25. Plackova A, Waterhouse J, Meyer J (1970) Glycogen in clinical leukoplakia. Arch Dermatol 102:291-299
26. Napalkov N, Pozharisski K (1969) Morphogenesis of experimental tumors of the esophagus. J Natl Cancer Inst 42:927-940
27. O'Gara R, Horn R (1955) Intramucosal carcinoma of the esophagus. Arch Pathol Lab Med 60:95-98
28. Ushigome S, Spjut H, Noon G (1967) Extensive dysplasia and carcinoma in situ of esophageal epithelium. Cancer 20:1023-1029
29. Valdes-Dapena A, Stein G (1970) Morphologic pathology of the alimentary canal. WB Saunders Co, Philadelphia, pp 7-43

Stenosi da caustici

A. Schicchi[1], S. Blanchi[2], M. Conio[2]

Introduzione

Le lesioni esofagee da ingestione di caustici (accidentale o volontaria), rappresentano attualmente un'urgenza medico-chirurgica che necessita della collaborazione di diversi specialisti per l'impostazione di un adeguato inquadramento diagnostico e terapeutico.

A tutt'oggi non vi è ancora pieno accordo tra i diversi Autori su quali siano i fattori prognostici da considerare e sulle diverse opzioni terapeutiche. Ciò dipende dal fatto che i lavori presenti in letteratura sono raramente confrontabili tra loro a causa della variabilità dei criteri di selezione adottati. Inoltre, un ulteriore elemento di diversità è rappresentato dalla qualità delle soluzioni lesive. Infatti, prima degli anni '60, le lesioni da caustici erano sostenute dall'ingestione di sostanze solide ad un'elevata concentrazione acida o alcalina (>50%), sostituite negli anni 1960/70 da soluzioni liquide ad elevata concentrazione (25%-36%) per arrivare a soluzioni a sempre minore concentrazione (<10%).

Epidemiologia

L'ingestione di caustici è tuttora un'evenienza abbastanza frequente, nonostante negli ultimi anni vi sia stata una minore disponibilità di sostanze ad elevata concentrazione acida o alcalina e si sia diffuso l'impiego di contenitori con un meccanismo di apertura di sicurezza a prova di bambini.

Negli U.S.A. sono stimati dai 5.000 ai 15.000 casi/anno di ingestione di sostanze caustiche e corrosive [1], con una maggiore incidenza nel sesso femminile, a scopo suicida.

---

[1]Ospedale Lamezia Terme, Div. di Chirurgia, 88046 Lamezia Terme (CZ); [2]Istituto Nazionale per la Ricerca sul Cancro (IST), Div. di Gastroenterologia, Largo Rosanna Benzi 10, 16132 Genova;

L'ingestione si verifica quasi sempre accidentalmente in età pediatrica, mentre negli adulti tende ad essere un problema molto più serio, in quanto l'evento, in una rilevante percentuale di casi (44%), è su base autolesiva [2].

Sostanze implicate

Le sostanze chimiche implicate nelle lesioni da caustici del tratto digestivo superiore, riportate in Tabella 1, sono nella maggior parte dei casi rappresentate da caustici alcalini (con pH superiore a 10) oppure da agenti corrosivi acidi con pH inferiore a 3. Gli acidi più utilizzati sono quello fenico [3] cloridrico, solforico, nitrico e fosforico, contenuti nelle batterie delle autovetture, nei fondenti per saldature e nei vari detergenti presenti in commercio. I caustici alcalini sono costituiti da idrossido di sodio e idrossido di potassio (componenti della comune lisciva e dei liquidi per sturare i tubi di scarico), carbonato di sodio, carbonato e permanganato di potassio. Tra gli alcali forti va menzionata anche l'ammoniaca che è caustica a concentrazioni superiori al 4% ed è contenuta in numerosi preparati per pulizie di piastrelle, vetri e forni.

Un'altra categoria è rappresentata dagli agenti ossidanti; ricordiamo l'acqua ossigenata e gli ipocloriti (varechina e candeggina), attualmente presenti in numerosi prodotti in commercio ma a concentrazioni pari al 5-7% di cloro attivo: se ingerite in modica quantità (inferiore a 150 ml) non provocano solitamente danni rilevanti [4].

La gravità del danno, dipende dall'agente lesivo, dalla sua concentrazione, dalla quantità ingerita, dallo stato fisico della sostanza, dalla durata del contatto, dalla sede e dall'estensione della lesione.

L'ingestione accidentale di caustici allo stato liquido, generalmente, non provoca gravi lesioni esofagee a causa del dolore urente avvertito a livello della mucosa orofaringea, che impedisce alla sostanza di venire a contatto con la mucosa esofagea. Diversamente, quando l'intento è suicida, l'esofago risulta essere la sede in cui si manifestano i danni maggiori, soprattutto a

Tabella 1. Sostanze chimiche responsabili delle lesioni da caustici

Caustici alcalini	Caustici acidi	Agenti ossidanti
Idrossido di sodio	Acido fenico	Acqua ossigenata
Idrossido di potassio	Acido cloridrico	Ipocloriti
Carbonato di sodio	Acido solforico	
Carbonato di potassio	Acido nitrico	
Permanganato di potassio	Acido fosforico	
Ammoniaca		

livello dei restringimenti fisiologici. Particolarmente gravi sembrano essere le causticazioni che colpiscono il segmento immediatamente sopracardiale, sia a causa del tono dello sfintere che del frequente rigurgito di caustico dallo stomaco [5].

Le sostanze allo stato solido invece aderiscono alla mucosa faringo-esofagea provocando danni soprattutto a livello dell'esofago prossimale e del faringe [6].

Alcuni Autori [7] ritengono che gli alcali determinino lesioni maggiori sulla mucosa esofagea e meno su quella gastrica, in quanto in quest'ultimo caso si verificherebbe un tamponamento da parte dei succhi gastrici. Al contrario gli acidi, essendo generalmente allo stato liquido e avendo un minor tempo di permanenza a livello esofageo, provocano danni di maggiore gravità a livello gastrico.

Il passaggio del caustico nel duodeno è generalmente impedito dallo spasmo reattivo del piloro che a volte, in casi particolarmente gravi, può diventare ipotonico perdendo questa funzione protettiva [8-10].

Gli acidi forti, a contatto con le mucose, provocano necrosi coagulativa, con denaturazione proteica e agglutinazione citoplasmatica, che portano rapidamente alla formazione di escare necrotiche, limitando la penetrazione del caustico ed ostacolando la diffusione batterica e micotica.

Gli alcali forti determinano, invece, una necrosi colliquativa a causa del loro elevato potere solvente sul rivestimento lipoproteico con conseguente saponificazione dei tessuti [6, 8] senza formazione di escare necrotiche; in assenza di questa barriera protettiva, la loro azione lesiva progredisce rapidamente in profondità.

Alcuni Autori [11] hanno riscontrato sperimentalmente che una soluzione al 22.5% di idrossido di sodio che rimanga a contatto con l'esofago per un tempo anche brevissimo (10 secondi), oppure una minima quantità (1 ml) di una soluzione al 30% della stessa sostanza a contatto anche per un solo secondo, può causare una lesione a tutto spessore dell'esofago.

L'effetto lesivo delle sostanze alcaline può durare anche più di 24-48 ore, per effetto della trombosi dei vasi sanguigni, dell'infiltrazione batterica e/o micotica (favorita dall'assenza di un'escara protettiva) determinando un'estensione del danno ai tessuti vicini.

L'evoluzione delle lesioni può essere suddivisa in tre fasi: nella prima, della durata di 3-4 giorni, predomina lo stato flogistico acuto; la seconda fase è caratterizzata dalla formazione del tessuto di granulazione e dalla riepitelizzazione mucosa che può protrarsi anche per alcune settimane o mesi; segue una terza fase, generalmente dopo 2-3 settimane, nel corso della quale nel tessuto di granulazione viene depositato il collagene che si consolida e si retrae sia in senso longitudinale che circonferenziale, provocando le stenosi esofagee cicatriziali.

La sintomatologia generalmente è rappresentata inizialmente dalla comparsa di dolore urente orofaringeo, seguito da disfagia, scialorrea, dolore retrosternale ed epigastrico, vomito; in alcuni casi sono presenti ematemesi e melena. Disturbi retrosternali e dorsali e rigidità addominale possono far sospettare perforazione a livello mediastinico e peritoneale. [12, 13]

In caso di ingestione di grandi quantità di caustici il quadro clinico può essere drammatico con stato di shock, tachipnea ed acidosi metabolica.

Generalmente è sconsigliabile provocare il vomito nell'intento di svuotare lo stomaco; questa manovra non farebbe altro che aggravare la lesione esofagea a causa del rigurgito del caustico e potrebbe determinare la rottura del viscere nel tentativo di conato; le stesse considerazioni vanno fatte per la lavanda gastrica.

È utile tentare, invece, di neutralizzare la sostanza caustica, a seconda del tipo, con gel di alluminio, olio di oliva, latte, magnesio trisilicato, acido acetico diluito. Sconsigliato è l'uso di bicarbonati, i quali a contatto con l'acido, liberano CO_2, provocando distensione dello stomaco e conseguente rischio di rottura [14].

Vari organi come oro-faringe, laringe, esofago, stomaco e in alcuni casi anche intestino tenue e colon possono essere coinvolti [15]. Le lesioni dell'oro-faringe sono generalmente conseguenti all'ingestione di caustici allo stato solido e sono caratterizzate dalla comparsa di edema ed ulcerazioni dolenti e facilmente sanguinanti. Il coinvolgimento laringeo o dell'epiglottide in seguito ad aspirazione dell'agente chimico è suggerito dalla presenza di raucedine, stridore e dispnea; la presenza di disfagia e odinofagia é predittiva di lesioni a livello esofageo mentre l'ematemesi, il vomito ed il dolore epigastrico di un coinvolgimento gastrico [16].

Le più gravi complicanze, immediate, dell'ingestione di caustici sono rappresentate dall'emorragia digestiva e dalla perforazione. Queste si possono verificare, anche a distanza di tempo, soprattutto dopo ingestione di alcali o di soluzioni concentrate di ipocloriti (da 12 ore fino a 2 settimane dopo) a causa della progressiva estensione della necrosi.

La perforazione dello stomaco (che può verificarsi durante le prime due settimane), per la fuoriuscita di sostanze alcaline, può determinare l'interessamento di organi vicini come pancreas e milza [15].

Tra le altre complicanze precoci, vanno ricordate l'insufficienza respiratoria, dovuta all'inalazione dei caustici, le sepsi, sostenute dalle sovrainfezioni batteriche e/o micotiche, che talvolta possono condurre fino alla coagulazione intravascolare disseminata, ed infine l'insufficienza renale che riconosce un'etiopatogenesi multifattoriale (ipovolemia, sepsi e riassorbimento di tessuti necrotici).

La complicanza tardiva più frequente è rappresentata dalle stenosi dell'esofago dovute alla retrazione cicatriziale.

Ciascun soggetto, di cui si sospetti un'ingestione di caustici, deve essere inviato ad un Pronto Soccorso dove sarà necessario valutare la gravità delle lesioni. È necessario sottoporre il paziente (o i familiari) ad un'accurata indagine tossicologica su tipo e quantità della sostanza ingerita, tempo intercorso, eventuali finalità suicide dell'ingestione e se questa si è verificata a stomaco pieno o vuoto.

È necessario inoltre effettuare una approfondita anamnesi e una valutazione dei segni e sintomi specifici (dolore, vomito, emorragia, shock, ecc.).

Importante risulta il monitoraggio di alcuni parametri vitali (pressione arteriosa, frequenza cardiaca e respiratoria, temperatura corporea, stato di vigilanza, diuresi) ed di alcuni esami bio-umorali (esame emocromocitometrico, emogasanalisi, indici di funzionalità epatica, renale ed emocoagulativa).

In tutti i pazienti bisogna effettuare un'accurata ispezione del cavo orale. Nel caso in cui vengano rilevate gravi lesioni o vi sia una sintomatologia respiratoria deve essere effettuata la laringoscopia. Si è notato che l'eventuale assenza di sintomi o un coinvolgimento orofaringeo non permette di escludere una compromissione dell'esofago, così come, al contrario, è stato dimostrato che la presenza di ustioni orofaringee non sia necessariamente correlata con un coinvolgimento a livello esofageo. È molto importante quindi effettuare un attento esame obiettivo e una corretta valutazione dei segni e sintomi per poter inquadrare la gravità del quadro clinico.

Un problema particolare è rappresentato dai bambini in cui a volte non si è sicuri dell'avvenuta ingestione di caustici. In questi casi, la presenza di sintomi quali scialorrea, disfagia e odinofagia sono predittivi di un interessamento esofageo; la comparsa di stridore respiratorio, afonia e raucedine sono indicativi di lesioni della laringe, il dolore retrosternale può far sospettare lesioni gravi a carico dell'esofago.

È evidente quindi che il comportamento del medico dipenderà dalla gravità del quadro clinico: in presenza di pazienti paucisintomatici si dovrà eseguire immediatamente un'esofagogastroduodenoscopia (EGDS) con l'assistenza anestesiologica. Questa è utile per evitare inalazioni di caustici e rendere facilmente praticabile l'esame in un paziente sofferente e poco collaborante, consentendo in tal modo un'esplorazione completa ed evitando i rischi di complicanze legate ad un'opposizione cosciente del paziente.

Qualora siano presenti sintomi gravi che lascino sospettare l'ingestione di grandi quantità di caustici, sarà necessario innanzitutto eseguire una radiografia del torace e dell' addome per svelare un eventuale pneumomediastino o pneumo-peritoneo secondari a perforazione; se persistono dubbi possono essere utilizzati mezzi di contrasto idrosolubili.

Una volta escluso questo rischio e non appena l'anestesista-rianimatore ha ottenuto un riequilibrio dei parametri vitali del paziente, è indispensabile eseguire una EGDS che rappresenta l'unica indagine diagnostica in grado di fornire un quadro preciso sulla gravità ed estensione delle lesioni.

In caso invece di pazienti asintomatici, che riferiscono di aver introdotto inavvertitamente nella cavità orale una piccola quantità di caustico senza averla ingerita, si può mantenere il paziente in osservazione per 24-36 ore, senza la necessità di doverlo sottoporre a un esame endoscopico [7].

Alcuni Autori [16] ritengono che nei bambini in cui non siano rilevati né segni né sintomi di causticazione, non sia opportuno eseguire un'EGDS in quanto il rischio anestesiologico è superiore a quello di causticazioni gravi, per cui il controllo endoscopico è indicato solo in presenza di sintomi.

L'endoscopia, in pazienti sintomatici, dovrà essere effettuata il più presto possibile, preferibilmente entro le prime 6 ore o, al massimo, entro 24 ore dall'ingestione di caustici, perché il danno parietale si aggrava con il passare del tempo rendendo sempre più rischiosa l'esecuzione dell'indagine.

Gli strumenti endoscopici e gli eventuali accessori utilizzati devono essere sottoposti ad un'accurata disinfezione di alto livello per evitare inquinamenti in presenza di tessuti necrotici e senza difese.

È necessario che l'esplorazione sia estesa a tutto l'esofago e allo stomaco, senza superare il piloro se questo non mostra segni di causticazioni ed è contratto, per evitare l'estensione delle lesioni al duodeno; se invece è beante, anche il duodeno dovrà essere esplorato. Durante l'indagine dovrà essere aspirata la maggior quantità possibile di materiale presente nello stomaco e l'insufflazione ridotta al minimo indispensabile.

In presenza di lesioni gravi, la manovra di retroversione dovrà essere eseguita con estrema cautela per evitare che la pressione esercitata dallo strumento sul cardias possa provocare delle perforazioni in punti di minore resistenza.

Nel corso della retrazione dello strumento si dovranno ispezionare l'ipofaringe, l'epiglottide e le corde vocali.

Sulla base delle lesioni osservate endoscopicamente, Zargar e coll. [17] hanno classificato le lesioni da caustici in 3 diversi gradi a ciascuno dei quali corrisponde un aspetto endoscopico caratteristico (Tab. 2). Le causticazioni di lieve entità si presentano all'esame endoscopico sotto forma di erosioni e di sanguinamenti superficiali; la presenza di pseudomembrane biancastre adese alle pareti esofagee sono indicative di necrosi coagulativa degli strati superficiali.

Le ulcere hanno generalmente un decorso longitudinale mentre qualora siano più profonde tendono a confluire ed interessare tutta la circonferenza del lume evolvendo spesso in stenosi. Infine le aree di necrosi profonda appaiono come zone bruno-grigiastre talvolta con coaguli adesi.

Tabella 2. Classificazione endoscopica delle lesioni da caustici secondo Zargar et al. [18]

Grado	Tipo di lesione
Grado 1	Edema ed iperemia della mucosa
Grado 2	
Grado 2a	Ulcere superficiali, erosioni, friabilità, essudati, emorragie, membrane biancastre
Grado 2b	Come il grado 2a, con in più ulcerazioni profonde discrete o interessanti la parete del viscere in modo circonferenziale
Grado 3	
Grado 3a	Aree di necrosi piccole o disseminate
Grado 3b	Necrosi estesa

La classificazione adottata da Rigo e coll. [18] (Tab. 3) per le causticazioni comprende invece non soltanto l'aspetto endoscopico delle lesioni ma anche altri elementi, come la peristalsi e la tonicità delle pareti, la competenza del cardias e del piloro, la presenza di impending perforation: queste sono aree di alcuni cm 2 di parete deformabile all'insufflazione cui corrispondono sulla sierosa, alla laparotomia, chiazze di colorito rosso-bluastro, con la parete particolarmente assottigliata e quindi a rischio di perforazione.

La classificazione endoscopica delle lesioni è importante sia per decidere la strategia terapeutica più appropriata, sia per poter definire la prognosi di tali pazienti; la mortalità infatti è rispettivamente dello 0%, 7.3%, 41.9%, 72% e 100% per le lesioni dal I al V grado secondo la classificazione di Rigo.

Altri fattori prognostici importanti sono rappresentati dall'età e dalla comparsa di complicanze sistemiche (insufficienza renale acuta, shock, Acute Respiratory Distress Syndrome - ARDS).

Il dato endoscopico, pur essendo fondamentale nella valutazione prognostica, non rappresenta l'unico elemento da considerare, ma deve essere integrato con altre informazioni predittive dell'instaurarsi di complicanze: presenza di patologie preesistenti, ingestione volontaria, tipo e concentrazione del caustico, leucocitosi e alterazioni dell'equilibrio acido-base [7, 8, 19]. La coesistenza di questi fattori identifica i pazienti ad alto rischio di perforazione da sottoporre ad intervento chirurgico.

Tabella 3. Classificazione endoscopica delle lesioni da caustici secondo Rigo GP et al. [2]

Grado	Esofago	Cardias	Stomaco	Piloro	Duodeno
I	Iperemia ed edema della mucosa	Tono regolare	Iperemia ed edema della mucosa, senza emorragia, peristalsi conservata	Tono regolare	Indenne
II	Sanguinamento moderato, peristalsi presente	Riduzione del tono	Erosioni della mucosa; sanguinamento moderato, ipotonia del corpo gastrico	Spastico	Indenne
III	Mucosa biancastra con necrosi diffusa, esfoliazione mucosa, ulcere emorragiche profonde, assenza di peristalsi	Atonia e reflusso di materiale ematico	Estesa necrosi con ulcerazioni profonde, atonia della parete ed assenza di peristalsi	Spastico	Da non esplorare per evitare il passaggio di caustici
IV	Simile al III grado macon lesioni più gravi in sede epicardiale	Beante	Mucosa nerastra, ulcere emorragiche profonde, parete assottigliata con zone di impending perforation	Atonia con passaggio di contenuto gastrico in duodeno	Molto sofferente
V	Come il IV grado ma con perforazione esofagea e/o gastrica e passaggio di caustico nella cavità toracica e/o addominale				

Terapia

La condotta terapeutica è correlata con la gravità del quadro clinico.

Nelle lesioni di I grado è sufficiente la sospensione dell'alimentazione orale per 24-36 ore, che potrà essere successivamente ripresa dapprima in forma liquida, poi semiliquida ed infine solida; in quelle di II grado è necessario somministrare antibiotici, antimicotici e octreotide o somatostatina; questi ultimi due farmaci hanno azione antisecretiva, stabilizzante nei confronti della coagulazione, riducendo il rischio di emorragia, e stimolano la produzione di PGE2 ad azione cito-protettiva.

Nelle lesioni di III grado, bisognerà inoltre adottare adeguati provvedimenti terapeutici nei confronti di eventuali complicanze tardive. Nei pazienti con lesioni di IV grado, ad alto rischio di perforazione e/o di sanguinamento, è d'obbligo eseguire l'intervento chirurgico. Nel V grado infine la prognosi è infausta poiché anche l'intervento chirurgico non incide sulla sopravvivenza, che è nulla.

Nel tentativo di prevenire la formazione di stenosi cicatriziali, alcuni Autori [20] utilizzano i corticosteroidi che modificano la risposta infiammatoria inibendo il processo di fibrosi; i farmaci più utilizzati sono il prednisone e il metilprednisolone ad una posologia di 40-100 mg/die ev per circa tre settimane [16]. L'uso, comunque, è controverso in quanto secondo altri Autori [21] non è mai stata dimostrata l'utilità nel prevenire la formazione delle stenosi ed inoltre al dosaggio impiegato sono stati riscontrati numerosi effetti collaterali (squilibri idro-elettrolitici, ulcerazioni gastriche ed emorragie, ritardo nei processi di cicatrizzazione, possibilità di sovrainfezioni batteriche).

Farmaci sperimentali come il BAPN (acido beta-amino-proprio-nitrile) o la D-penicillammina, entrambi in grado di modificare la sintesi del tropocollageno, non sono risultati efficaci nel prevenire la formazione di stenosi [22].

Controverso è anche l'impiego del sondino naso-gastrico che dovrebbe consentire di aspirare residui di sangue e detriti necrotici dallo stomaco e allo stesso tempo mantenerlo deteso.

Trattamento delle complicanze

La formazione di stenosi cicatriziali si verifica in una percentuale di casi variabile dall'1% al 4% nelle varie casistiche [23-25], arrivando al 50% nei casi di causticazioni più severe. Generalmente si localizzano in corrispondenza dei restringimenti fisiologici dell'esofago (aortico, bronchiale e cardiale) e nell'antro gastrico e sono visibili all'esame endoscopico già in quindicesima-ventesima giornata. [26]

Clinicamente si manifestano con la comparsa di disfagia dapprima per i solidi e poi anche per i liquidi, accompagnata da rigurgito e vomito.

Alcuni Centri [27, 28] ritengono utile per la prevenzione delle stenosi cicatriziali, soprattutto in età pediatrica, il posizionamento endoscopico di protesi di silicone, che oltre ad impedire l'ostruzione del lume da parte di aderenze o retrazioni cicatriziali, fornisce uno stampo per la ricrescita dell'epitelio [13]. Tali applicazioni comunque non hanno trovato una larga diffusione e sono utilizzate soltanto in pochi Centri specializzati.

Attualmente, quindi, il trattamento delle stenosi cicatriziali dell'esofago può essere di tipo endoscopico o chirurgico.

Il trattamento endoscopico consiste in sedute di dilatazioni che possono essere effettuate con dilatatori meccanici o pneumatici; tra i primi, i più utilizzati sono i dilatatori di Savary-Guillard [4], costruiti in polivinile e dotati di un marker radiopaco alla punta e di un altro marker al passaggio tra la punta affusolata e il corpo del dilatatore; i dilatatori pneumatici si suddividono in due categorie: "Over The Wire" (OTW), che vengono introdotti su un filo guida posizionato preliminarmente e "Through The Scope" (TTS) che passano attraverso il canale operativo dell'endoscopio. I pareri sono controversi in quanto secondo alcuni Autori [29-31] i dilatatori pneumatici, producendo soltanto una forza radiale, sono da preferire per il minor rischio di perforazione; per altri invece [8, 30-32] risultano meno efficaci rispetto a quelli meccanici sia perché si deformano a clessidra in corrispondenza del tratto stenotico, sia perché non consentono di percepire direttamente la resistenza offerta dalla stenosi, garantendo in tal modo una minore efficacia della dilatazione e una maggiore frequenza di recidive.

Le sedute di dilatazione endoscopica andrebbero cominciate intorno alla terza settimana dopo l'ingestione della sostanza lesiva [8, 33, 34]. Un inizio precoce, nelle prime due-tre settimane, potrebbe essere più vantaggioso in quanto consentirebbe di intervenire quando il tessuto cicatriziale non si è ancora ben consolidato, ma secondo alcuni autori [8, 35] questa strategia sarebbe gravata da un alto rischio di perforazione.

Generalmente le stenosi da caustici sono strette, lunghe e tortuose e pertanto difficili da dilatare endoscopicamente anche perché le pareti del tratto stenotico, ispessite per l'abnorme presenza di tessuto fibrotico, risultano molto rigide. [36]

Mediamente occorre un elevato numero di dilatazioni, compreso tra 7.8 [33] e 13 [37] per ottenere percentuali di successo, sia a breve che a lungo termine, superiori al 90%. [38]

È stato dimostrato [36, 39] che il miglior fattore predittivo di risposta alle dilatazioni endoscopiche è rappresentato dallo spessore della parete esofagea in corrispondenza del tratto stenotico documentato mediante esecuzione della TC del torace. Lahoti e coll. [37] hanno infatti osservato che in pazienti con uno spessore massimo della parete esofagea uguale o superiore a 9 mm erano richieste un numero significativamente superiore di sedute endoscopiche per ottenere una dilatazione adeguata.

Una tecnica oggi molto utilizzata al fine di aumentare gli effetti delle dilatazioni endoscopiche è quella delle infiltrazioni locali perendoscopiche di cortisonici che impedirebbero la sintesi di collagene, la conseguente fibrosi e la formazione di stenosi cicatriziali [39]. Molti Autori [40-42] utilizzano il triamcinolone acetato alla concentrazione di 10 mg/ml, per un volume massimo compreso tra 0.8 ml e 2.8 ml, iniettato all'interno del tratto stenotico su ciascuno dei quattro quadranti all'inizio della seduta di dilatazione. Un recente studio [40] ha messo in evidenza come questa tecnica consenta di ridurre il numero di interventi necessari, da 27.92 (± 28.63; range 0-90) a 3.57 (± 2.90; range 0-10), ed aumenti l'intervallo tra le dilatazioni stesse.

Nelle stenosi serrate e lunghe, l'infiltrazione viene eseguita a livello del tratto prossimale e, dopo aver effettuato la dilatazione, si ripetono altre infiltrazioni all'interno del tratto stenotico per tutta la sua lunghezza [43].

I pazienti affetti da stenosi da caustici hanno un rischio 1000-3000 volte superiore alla media di insorgenza di carcinoma squamoso, per cui generalmente è consigliabile sottoporre a follow-up endoscopico questi soggetti a partire da 15-20 anni dopo l'avvenuta ingestione di caustici, con un intervallo dapprima biennale e poi annuale [44].

Attualmente l'indicazione all'intervento chirurgico viene posta nei casi di stenosi esofagee refrattarie alle dilatazioni endoscopiche o nei casi di stenosi antrali.

Oggetto di discussione è l'asportazione o meno dell'esofago: attualmente le linee guida consigliano una rimozione in quanto non vi è aumento né nella morbidità né della mortalità. I risultati funzionali risultano essere buoni, solo nel 5% dei casi vi è la persistenza di una stenosi a livello dell'anastomosi cervicale, che però risulta trattabile con dilatazioni.

L'approccio chirurgico risulta difficile, anche se indicato, quando è presente una lesione di III grado o una chiara evidenza di perforazione. L'intervento può essere effettuato quando le condizioni del malato si sono stabilizzate, usando il colon sinistro o il trasverso in senso isoperistaltico che risultano essere i migliori in sostituzione dell'esofago, sia per morbidità che per mortalità, permettendo inoltre un adeguato passaggio del cibo.

L'esofagectomia trans-jatale può essere fatta nelle lesioni di II grado, quando l'insulto interessa solo l'esofago.

In ultimo, una complicanza in questi pazienti, che può assumere anche una certa gravità, è l'insufficienza renale acuta, dovuta a necrosi tubulare e alterazione cospicua della membrana basale cellulare incompatibile con una restitutio ad integrum anatomo-funzionale, che si verifica in seguito ad assorbimento di prodotti organici di degradazione provenienti dall'esofago e dallo stomaco. [17]

Punti chiave

- Le lesioni esofagee da ingestione di caustici (accidentale o volontaria), rappresentano un'urgenza medico-chirurgica di tipo multidisciplinare.

- Negli U.S.A. sono stimati dai 5.000 ai 15.000 casi/anno di ingestione di sostanze caustiche e corrosive, che sono quasi sempre accidentali in età pediatrica, mentre sono spesso a scopo suicida negli adulti.

- Le sostanze chimiche implicate sono caustici alcalini (con pH superiore a 10), sostanze acide con pH inferiore a 3, oppure agenti ossidanti. La gravità del danno, dipende dall'agente lesivo, dalla sua concentrazione, dalla quantità ingerita, dallo stato fisico della sostanza, dalla durata del contatto, dalla sede e dall'estensione della lesione.

- Le più gravi complicanze immmediate sono rappresentate dall'emorragia digestiva, la perforazione esofago-gastrica, l'insufficienza respiratoria e la sepsi.

- La complicanza tardiva più frequente è rappresentata dalle stenosi dell'esofago dovute alla retrazione cicatriziale.

- Dopo ingestione da caustici, l'esofagogastroduodenoscopia rappresenta un'indagine fondamentale per poter svelare l'entità e la localizzazione dei danni; la classificazione endoscopica delle lesioni è importante sia per decidere la strategia terapeutica più appropriata, sia per poter definire la prognosi di tali pazienti.

- La condotta terapeutica è correlata con la gravità del quadro clinico e va dalla semplice sospensione dell'alimentazione orale per 24-36 ore nei casi più semplici, all'intervento chirurgico in presenza di lesioni ad alto rischio di sanguinamento e/o perforazione.

- La prevenzione delle stenosi esofagee da caustici viene effettuata da alcuni Autori con applicazioni topiche di corticosteroidi, da altri con il posizionamento di protesi esofagee di silicone.

- Il trattamento delle stenosi esofagee da caustici è generalmente endoscopico (sedute di dilatazione) e, in caso di mancata risposta, chirurgico.

Bibliografia

1. Andreoni B et al (1994) Artificial nutrition in the managment of lesions caused by caustic ingestion. Chir Ital. 46: 42-48
2. Rigo GP et al (1979) Problemi diagnostici e terapeutici nelle gravi causticazioni del primo tratto del tubo digerente. 7° Congresso SIED, Palermo: pp 1-8
3. Gallone L (1986) Patologia dell'esofago.In: L.Gallone (ed) Patologia Chirurgica, I Volume. Casa Editrice Ambrosiana Milano, pp 1004-1029
4. Rigo GP et al (1999) Valore diagnostico, prognostico e terapeutico dell'endoscopia nelle causticazioni del primo tratto del tubo digerente. In: L'esofago e la sua patologia. GPA, pp 197-216
5. Zargar SA et al (1992) Ingestion of strong corrosive alkalis: spectrum of injury to upper gastrointestinal tract and natural history. Am J Gastroenterol 87:337-341
6. Kikendal JW (1991) Caustic ingestion injuries. Gastroenterol Clin North Am 20:847-857
7. Arcidiacono R, Rossi A (1995) Management del paziente con ingestione di sostanze caustiche. Giorn Ital End Dig 18:217-229
8. Loeb MP, Eisenstein AM (1993) Caustic injury to the upper gastrointestinal tract. In: Sleisenger MH, Fordtran JS (eds) Gastrointestinal Disease: pathophysiology, diagnosis, management 5th edition. Saunders, Philadelphia
9. Rigo GP, Grassi R, Perini M (1974) L'endoscopia d'urgenza nelle causticazioni del I tratto del tubo digerente. Atti del I Congresso Regionale Emiliano d'Endoscopia Digestiva, Parma
10. Andreoni B et al (1995) Emergency management of caustic ingestion in adults. Jpn Surg 25:119-24
11. Krey H (1952) On the treatment of corrosive lesions in the esophagus. Acta Otoralyngol S102:9-49
12. Showkat Ali Zargar et al (1992) Ingestion of strong corrosive alkalis: spectrum of injury to upper gastrointestinal tract and natural history. Am J Gastroenterol 87:337-341
13. Talbert JL (1999) Stenosi esofagee da caustici. In: Sabiston DC Jr(ed)Trattato di chirurgia. Le basi biologiche della moderna pratica chirurgica. Antonio Delfino Editore, Milano, pp 784-789
14. Cetrullo C (1981) Esophago-gastric lesions caused by caustics. Trend in diagnosis in intensive therapy. Minerva Chir 36:1597-1600
15. Gusmate VV, Dave PB (1992) Ingestion of corrosive substances by adults. Am J Gastroenterol 87:1-5
16. Christensen HBT (1995) Prediction of complication following unintentional caustic ingestion in children. Is endoscopy always necessary? Acta Paediatr 84:1177-1182
17. Zargar SA, Kochhar R, Metha S, Metha SK (1991) The role of fiberoptic endoscopy in the management of corrosive ingestion and modified endoscopic classification of burns. Gastrointest Endosc 37:165-169
18. Rigo GP et al (1982) Endoscopia immediata nelle emergenze diagnostiche e terapeutiche delle lesioni esofagee e gastriche da ingestione di acidi forti. Giorn It End Digest 5:1-8
19. Celerier M, Sarfati E, Gossot D (1989) La place de la chirurgie dans les brulures du tractus digestif superior de l'adulte: a propos de 679 cas. Chirurgie 115:220-227
20. Farina ML, Formigaro FM (1992) Epidemiology of caustic lesions. Acta Endosc 22:389-395
21. Andreoni B et al (1991) Trattamento in urgenza delle lesioni da ingestione di caustici. J Em Surg 14:39-52
22. Gehanno P et al (1978) Modele experimental d'etude des stenoses caustiques de l'oesophage et de leur prevention. Essai de la D-penicillamine. Annales Otolaryugd Chir Cervicofac 95:373
23. Williamson RCN (1975) The management of peptic oesophageal strictures. Br J Surg 62:448-454

24. Wesdorp JCE et al (1982) Results of Eder-Puestow dilatation in the management of benign oesophageal strictures: a follow-up study in 100 patients. Gastroenterology 82:487-93
25. Patterson DJ, Graham D (1983) Natural history of benign oesophageal strictures treated by dilatation. Gastroenterology 85:346-50
26. Mnoirclerc M et al (1978) Les brurules du tractus digestif supérieur. In: Encycl. Med. Chir. Estomac-intestin 4:9200 A-10
27. Berkovits RN et al (1996) Caustic injury of oesophagus. Sixteen years experience and introduction of a new model oesophageal stent. J Laryngol Otol 110:1041-1045
28. De Peppo F et al (1998) Stenting for caustic strictures: esophageal replacement replaced. J Ped Surg 33:54-57
29. Mc Lean GK, Le Veen RF (1989) Sheer stress in the performance of esophageal dilatation: comparison of balloon dilatation and bouginage. Radiology 172:983-986
30. Cox JG, Winter RK (1988) Balloon or bougie for dilatation of benign oesophageal strictures? An interim report of a randomized controlled trial. Gut 29:1741-1747
31. Cox JG, Winter RK (1994) Balloon or bougie for dilatation of benign oesophageal strictures? Dig Dis Sci 99:2099-2101
32. Bogliolo G et al (1997) Endoscopic treatment of benign esophageal stenosis. G Chir 18:481-484
33. Broor LS et al (1996) Benign esophageal strictures in children and adolescents: etiology, clinical profile and results of endoscopic dilatation. Gasrointest Endosc 43:474-477
34. Dall'Oglio L (1998) Stenosi in età pediatrica. In: Up to date in Endoscopia Digestiva. Atti del Corso Precongressuale SIED, Milano
35. Cosentino F, Rubis Passoni G (1996) Le stenosi benigne dell'esofago. In: Le complicanze in endoscopia digestiva. Masson, Milano
36. Lahoti D, Broor SL, Basu PP, Guptas A, Sharma R, Pant GS (1995) Corrosive esophageal strictures: predictors of response to endoscopic dilation. Gastrointest Endosc 41:196-200
37. Dalzell AM, Shepererd RW (1992) Esophageal strictures in children: fiberoptic endoscopiy and dilation under fluoroscopic control. J Pediatr Gastroenterol Nutr 15:426-430
38. Broor SL, Raju GS, Bose PP, Lahoti D, Ramesh GN, Kumar A, Sood GK (1993) Long-term results of endoscopic dilatation for corrosive oesophageal strictures. Gut 34:1498-1501
39. Ashcraft KW, Holder TM (1969) The experimental treatment of esophageal strictures by intralesional steroid injections. J Thorac Cardiovasc Surg 58:685-93
40. Kocchar R, Ray JD, Sriram PVJ, Kumar S, Singh K (1999) Intralesional steroid augment the effects of endoscopic dilation in corrosive esophageal strictures. Gastrointest Endosc 49:509-513
41. Zein NN, Greseth JM, Perrault J (1995) Endoscopic intralesional steroid injections in the management of refractory esophageal strictures. Gastrointest Endosc 41:596-598
42. Lee M, Kubik CM, Polhamus CD, Brady CE, Kadakia SC (1995) Preliminary experiences with endoscopic intralesional steroid injection therapy for refractory upper gastrointestinal strictures. Gastrointest Endosc 41:598-601
43. Mendelson HJ, Maloney WH (1970) The treatment of benign strictures of the esophagus with cortisone injection. Ann Otol Rhinol Laryngol 79:900-904
44. Makela JT, Laitinen S, Salo JA (1998) Corrosion injury of the upper gastointesinal tract after swallowing strong alkali. Eur J Surg 164:575-580

PARTE II

The long-term medical management of gastroesophageal reflux disease

E.C. KLINKENBERG-KNOL

Introduction

Gastroesophageal reflux disease (GERD) is one of the most common, chronic illnesses affecting adults in the Western world. Heartburn and acid indigestion may afflict up to 95 million Americans each month, and the cost of over-the-counter (OTC) medication reaches 1 billion dollars in the United States alone [1].

The clinical presentation of GERD covers a wide spectrum of abnormalities, varying from occasional or intermittent heartburn, especially after heavy, fatty meals, to daily post-and interprandial heartburn and acid regurgitation. For many patients, GERD becomes a chronic relapsing problem. This becomes readily apparent when confronted with the very rapid and almost universal symptomatic and/or endoscopic relapse after prior healing of reflux-induced damage with acid-suppressing agents [2].

The main explanation for the chronic nature of GERD is the failure to correct the underlying motor abnormality responsible for GERD.

GERD is considered to be in part a motor disorder in which defective lower esophageal sphincter pressure and transient relaxations of the sphincter and of the crural diafragm permit reflux of gastric contents. Transient relaxations, which are physiologic postprandially, problably do not contribute significantly to erosive esophagitis but may play a role in intermittent nonerosive reflux [3]. So-called spontaneous or stress-induced reflux becomes more readily demonstrable in patients with more severe GERD and more severe impairment of sphincter function. A significant loss of lower

Free University Hospital, Dept. of Gastroenterology, De Boelelaan 1117, NL-1007 MB Amsterdam, The Netherlands esophageal sphincter tone is evident in many patients with severe esophagitis. The lower esophageal barrier mechanism consists of the smooth muscle of the lower esophageal sphincter proper, and the striated muscle of the crural diaphragm. Sphincteric function of the crural diaphragm is particularly impaired in patients with a hiatal hernia. Therefore, hiatal hernia plays a key role in such patients with severe esophagitis. It impairs acid clearance and acts as a reservoir once acid refluxate reaches the esophagus; this results in a prolonged acid contact time and a greater erosive potential [4, 5]. Although delay in gastric emptying clearly increases the risk for reflux in some patients with gastroparesis, it probably does not play a significant causal role in most patients with reflux disease. As no medical therapy is capable of providing a permanent correction of the motor disorder, it is to be expected that reflux will recur as soon as therapy is stopped.

Gastric acid appears to be the key etiologic factor in GERD and is therefore the most important target in medical therapy [6]. Because gastric hypersecretion has been found in only a relatively small subset of patients with reflux esophagitis, the issue in most patients is suppression of normal acid production, thereby limiting esophageal exposure to gastric acid. Healing of esophagitis can be achieved by maintaining the gastric pH at a mean level of greater than [7].

For current therapy agents aimed at reduction of acidity, ranging from antacids to proton pump inhibitors, and prokinetic agents are available. Comparing different agents is difficult due to the heterogeneous populations in various studies. Clearly, a study with patients who have more severe grades of esophagitis will have lower healing rates than a similar study with fewer severely affected patients. Unfortunately, there is no universal standard for symptom evaluation or for grading of esophagitis. Despite this, the literature gives sufficient guidance for appropriate use of these agents and management of this common and often severe problem, which should be well understood by all providing care to patients with GERD.

Goals of maintenance therapy

Effective maintenace therapy demands careful understanding of the goals of that therapy [8-10]. For the majority of patients with GERD, this goal is simply relief or at least control of symptoms. In these patients, complete control of acid exposure is not as important as an adequate level of control to relieve symptoms. Other patients present with endoscopically visible or histological esophagitis. It is reasonable to consider prevention of this esophagitis as an additional goal of maintenance therapy. In smaller subgroups, complications may have developed or potentially may develop. These complications include esophageal stricture and dysphagia, Barrett's esophagus and esophageal adenocarcinoma, chronic pulmonary symptoms, chest pain, and chronic symptoms affecting the upper aerotract (e.g., hoarseness, globus sensation, laryngeal carcinoma). Control and prevention of these complications are goals that may require a different approach. Finally, long-term management must be considered as a goal in itself because GERD often is a chronic illness that may persist over the lifetime of a patient [11].

The long-term management of GERD

Although GERD appears to be a chronic, relapsing disease, comparatively little is known about its natural history. Symptomatic relapse within 6 months is reported in 40-60% of patients after the discontinuation of treatment [12, 13]. Although ample information is available on acute treatment of reflux esophagitis, the long-term management of GERD has not extensively been studied. At present it is unclear which patients will require long-term maintenance treatment. There is some information that mild to moderate lesions do not tend to progress over the course of 1 year [14]. However, Schindlbeck et al [15], found that half of their patients failed to improve or deteriorated over 3 years even during medical therapy (H2-blockers, antacids, anticholinergics, prokinetics, single or in combination), whereas only 10% showed a disappearance of erosions and marked improvement of symptoms. The best data on the natural history of GERD are from a large cohort of GERD patients studied by Ollyo et al [16]. Of 701 patients, healed with medical treatment, 23% steadily progressed to more severe forms of esophagitis, 31% relapsed to similar or milder degrees of mucosal damage, and 46% had no further relapses without therapy after the index healing episode. Thus, although it is possible to control reflux symptoms and to heal erosions, it is so far not possible to cure the disease. The importance of the initial grade of esophagitis in the natural history of esophagitis remains uncertain. Neither Tytgat [13] nor Hetzel [17] observed a major role of endoscopic grading for predicting the rate of relapse, but others found that the tendency to recurrence after stopping medication correlates with the severity of esophagitis pretreatment and with strength of therapy required for healing [17-20]. Particularly esophagitis resistant to treatment with H2-receptor antagonists but subsequently healed with proton-pump inhibitors relapses very quickly [21]. Results from maintenance studies with cisapride or placebo point in the same direction: recurrence of esophagitis was more frequent in patients healed with omeprazole than in those healed with H2-

receptor antagonists [13, 18]. Another important predictor of relapse is the initial response to treatment [13, 22]. Patients with long-lasting reflux symptoms (despite antisecretory treatment), or patients with very severe symptoms or residual symptoms at the time of mucosal healing, have an increased likelihood of early relapse. So, while many refractory patients have endoscopically severe disease, others may have mild esophagitis which, nonetheless, requires intense pharmacological treatment to achieve healing and symptom control [23, 24]. Other patients with a normal esophageal mucosa (endoscopy-negative reflux disease) may suffer from severe and unremitting symptoms and may quickly relapse after cessation of treatment [23, 24]. Therefore, long-term maintenance therapy also needs to be developed for this patient group.

Considerations of long-term maintenance therapy in GERD also include the use of intermittent therapy as opposed to prolonged or permanent treatment [25]. Patients with mild, treatment-responsive symptoms and infrequent bouts of relapses are probably candidates for intermittent treatment. As a matter of fact, as symptomatic treatment is the major goal, symptomatic self-care or "on-demand therapy" is suitable in these patients. In contrast, patients with moderate to severe reflux disease require prolonged or permanent therapy [14]. Another strategy for maintenance therapy in GERD is the so-called "step-down" approach. This strategy seems appealing, but very few data are available in the literature to support the value of this concept. Two recent studies investigated the ability to maintain remission when switching to cisapride therapy after prior healing with proton pump inhibitors (PPIs) [26, 27]. In both studies cisapride was no better than placebo in maintaining remission. It seems plausible that the superiority of proton pump inhibitors in symptom relief "spoils" the patient to such a degree that stepping down in therapy is not acceptable for the patient. Whether the same holds true for H2-receptor antagonists is unknown at the present time as no systematic studies have been published so far.

Continuous maintenance therapy is often necessary to prevent recurrent symptoms and esophagitis. However, H2-receptor antagonists in standard doses are not effective in the maintenance treatment of GERD, while cisapride is only moderately effective [14]. Low-to-standard doses of proton-pump inhibitors postpone or prevent relapse [28-31]. In general, the efficacy of maintenance therapy with PPI's is good to excellent and is only occasionally disappointing in recalcitrant disease. Overall, PPIs in recommended doses will keep three-quarters of patients in remission during 1 year of maintenance therapy, compared with 10-25% of patients treated with ranitidine 150 mg b.i.d.[32, 33]. Omeprazole 10 mg once daily in the morning (o.m) is less effective but still superior to placebo. [34] Omeprazole 20 mg o.m. on alternative days has been proposed as a cost-effective alternative [35], but this needs further study. To date the most effective long-term management of GERD is continuous maintenance with a PPI in an adequate dose. Our own data show that all patients with GERD unresponsive to treatment with H2RAs were effectively kept in remission with omeprazole for a period of up to 11 years, although the dose had to be adjusted in several patients. Most relapses will occur in the first year of maintenance therapy with a substantial lower relapse rate in the subsequent years (Fig. 1) [36, 37].

Effective maintenance therapy will also prevent from complications of esophagitis such as bleeding, stricturing and perforation. It has been shown that the need for dilatation is substantially lower or absent in patients with peptic strictures treated with proton pump inhibitors [38, 39]. However, prevention or regression of Barrett's esophagus has not been convincingly demonstrated during maintenance therapy with omeprazole [38, 40].

Occasionally, dose escalation is necessary [36, 41], although the reasons for this are unclear [42].

From all studies, it seems clear that all but few patients with chronic GERD, regardless of severity, can be managed effectively long-term by PPI maintenance therapy in adjusted doses.

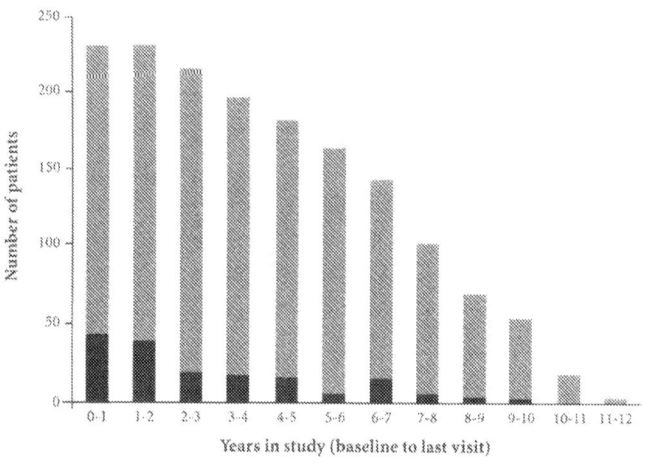

Fig. 1. Number of patients (▨) and number of relapses (■) during each year of the study (Klinkenberg-Knol et al [37] with permission)

Long-term safety

The long-term safety profile of H2-receptor antagonists is undisputed [43]. The safety profile of omeprazole during long-term treatment does not differ from that seen during short-term treatment with omeprazole or H2-receptor antagonists [44, 45]. There is no increase over time in the occurrence of specific adverse events nor did any previously unidentified adverse event occur during long-term therapy. However, the effects of chronic drug-induced hypergastrinemia on the exocrine and endocrine stomach are still incompletely understood. In humans, the increase in plasma gastrin levels (normal value < 100 ng/l) during omeprazole therapy is not as marked as in rats [46]. During long-term treatment, omeprazole causes a two- to four-fold increase in serum gastrin levels in 77-91% of patients, but severe hypergastrinemia (value above 500 ng/l measured twice or more) has been reported in a few patients [37, 47]. Plasma gastrin levels usually stabilize after a few months of therapy. In none of the long-term studies were gastric carcinoids detected. There was, however, an increase in argyrophil cell (ECL) density and atrophic gastritis [37, 48].

Does profound acid-suppressive therapy have long-term consequences, especially in patients with preexisting gastritis? Recently it was found that atrophy developed more rapidly in the corpus mucosa of *Helicobacter pylori*-infected patients with reflux disease during long-term treatment with proton-pump inhibitors [37, 49, 50]. Atrophy did not develop in patients who were *H.pylori*-negative. It may be advisable to cure *H.pylori* infection before embarking on long-term therapy with proton-pump inhibitors. However, future studies must show whether such advice is justifiable and effective. There is also a downside: the acid-inhibiting efficacy of PPI treatment decreases after the Hp infection is cured and the gastric mucosa healed, and, as a consequence, treatment may be less effective [51, 52].

The increased prevalence of adenocarcinoma at the gastroesophageal junction is another matter of concern. This problem seems to be related to a lack of or insufficient control of reflux, with or without the development of "short-segment" columnar metaplasia, and not to the drug used for acid suppression [53].

Comparison of long-term medical versus surgical therapy

The question of whether PPI therapy is a suitable alternative to antireflux surgery in the long-term management of GERD is an important one that requires objective evaluation. True comparisons are difficult because until recently no studies had been carried out with adequate randomization of the patients and long-term evaluation of qaulity of life. However, in 1998 3-year follow-up data from a randomized clinical trial comparing antireflux surgery with omeprazole showed that antireflux surgery and long-term PPI therapy have comparable benefits, provided that there is an opportunity to increase omeprazole if the response to the standard dosage is suboptimal [54].

The problem with surgery is that it can induce other symptoms such as dysphagia or nonspecific epigastric discomfort or pain in a certain subset of patients, which decreases the overall efficacy in controlling the symptoms.

The substantial clinical benefit of medical treatment of GERD found in all grades of severity reduces the need to consider *surgery*. [55, 56] At present, antireflux surgery, often carried out under laparoscopic control, is largely reserved for patients in whom medical therapy has failed, patients with complicated disease, such as ongoing respiratory symptoms, or younger patients who do not want to face lifelong, expensive medical therapy. [57] To help therapeutic decision-making, it is the physician's obligation to present the patient with accurate facts, both medical and surgical. The choice essentially boils down to long-term medical acid suppressant therapy with still some unknown long-term consequences versus the chance of ending up with annoying dysphagia or other abdominal symptoms which are often difficult to manage in practice [2].

Future perspectives

There is not much room for improvement in the medical management of GERD: PPIs are remarkably effective and safe drugs and will probably be the treatment of choice in all forms and grades of GERD for years to come.

Potentially better, stronger and longer-acting promotility agents may offer a benefit in the treatment of GERD patients in the future, although healing rates can hardly be improved. Such drugs may offer medical treatment for patients suffering mainly from other symptoms of reflux, such as regurgitation.

Currently, reversible PPIs or acid pump antagonists are under study. These drugs offer the advantage over irreversible PPIs of a very fast mode of onset and limited duration of acid suppression. They may, therefore, offer benefits in acute situations and for symptomatic self-care in patients with intermittent symptomatic reflux.

> **Key messages**
>
> - For many patients, GERD is a chronic, relapsing problem due to a motor disorder. As no medical therapy is capable of providing a permanent correction of this disorder, reflux will mostly recur as soon as therapy is stopped.
>
> - Inhibition of gastric acid is the most important and successful target in medical therapy. All, but few patients with GERD, regardless of severity, can be managed effectively by PPI's.
>
> - For the majority of patients the main goal of therapy is relief of symptoms. Other goals are healing of oesophagitis and prevention of complications.
>
> - Antireflux surgery is indicated for patients in whom medical therapy has failed, patients with complicated disease, or younger patients who do not want lifelong medical therapy.

References

1. Tanouye E (1995) Battle brews in the heartburn business as two old drugs go over the counter. Wall Street Journal
2. Tytgat GNJ (1999) Possibilities and shortcomings of maintenance therapy in gastroesophageal reflux disease. Dig Surg 18:1-8
3. Schoeman MN, Tippert MD, Akkermans LM, Dent J, Holloway RH (1995) Mechanisms of gastro-esophageal reflux in ambulant healthy human subjects. Gastroenterology 108:83-91
4. Kahrilas PJ (1990) Esophageal motor activity and acid clearance. Gastroenterol Clin North Am 19:537-550
5. Mittal RK, Balaban DH (1997) The esophagogastric junction. N Engl J Med 336:924-932
6. Mohamed AH, Hunt RH (1994) The rationale of acid suppression in the treatment of acid-related disease. Aliment Pharmacol Ther 8 [Suppl 1]:3-105
7. Bell NJV, Burget D, Howden CW et al (1992) Appropriate acid suppression for the management of gastroesophageal reflux disease. Digestion 51 [Suppl.1]:59-67
8. Devault KR (1996) Current management of gastroesophageal reflux disease Gastroenterologist 4:24-32
9. Heading RC, Eaves NR (1992) Aims of treatment in gastroesophageal reflux disease. In: Scarpignato C, (ed) Advances in drug therapy of gastroesophageal reflux disease. Karger, Basel pp 1-10
10. Tytgat GNJ, Bianchi Porro G, Feussner H et al (1991) Long-term strategy for the treatment of gastro-oesophageal reflux disease. Gastroenterol Int 4:21-32
11. Howden CW, Castell DO, Cohen S et al (1995) The rationale for continuous maintenance treatment for reflux esophagitis. Arch Intern Med 155:1465-1471
12. Kaul B, Petersen H, Erichsen H et al (1986) Gastroesophageal reflux disease. Acute and maintenance treatment with cimetidine. Scand J Gastroenterol 21:139-145

13. Tytgat GN, Blum AL, Verlinden M (1995) Prognostic factors for relapse and maintenance treatment with cisapride in gastro-oesophageal reflux disease. Aliment Pharmacol Ther 9:271-280
14. Tytgat GN (ed) (1990) The medical management of oesophageal reflux disease (panel discussion). Royal Society of Medicine Services. Alden, Oxford, Round Table Series (vol 22, pp 33-44)
15. Schindlbeck NE, Klauser AG. Berghammer G. et al (1992) Three year follow up of patients with gastroesophageal reflux disease. Gut 33:1016-1019
16. Ollyo JB Monnier P. Fontolliek et al (1993) The natural history, prevalence and incidence of reflux oesophagitis. Gullet 3:3-10
17. Hetzel DJ, Dent J, Reed WD et al (1988) Healing and relapse of severe peptic oesophagitis after treatment with omeprazole. Gastroenterology 95:903-912
18. Tytgat GNJ, Anker Hansen OJ, Carling L et al (1992) Effect of cisapride on relapse of reflux oesophagitis, healed with an antisecretory drug. Scand J Gastroenterol 27:175-183
19. Koelz HR, Birchler R, Bretzholz A et al (1986) Healing and relapse of reflux esophagitis during treatment with ranitidine. Gastroenterology 91:1198-1205
20. Lundell L, Backman L, Ekstrom P et al (1990) Omeprazole or high dose ranitidine in the treatment of patients with reflux esophagitis not responding to standard doses of H2 receptor antagonists. Aliment Pharmacol Ther 4:145-150
21. Klinkenberg-Knol EC, Jansen JB, Lamers CB et al (1990) Temporary cessation of long-term maintenance treatment with omeprazole in patients with H2-receptor-antagonist-resistant reflux oesophagitis. Effects on symptoms, endoscopy, serum gastrin, and gastric acid output. Scand J Gastroenterol 25:1144-1150
22. Kuster E, Ros E, Toledo-Pimentel V et al (1994) Predictive factors of the long term outcome in GORD: 6 years follow up of 107 patients. Gut 35:8-14
23. Bardhan KD (1992) Omeprazole in the treatment of gastroesophageal reflux disease. In: Scarpignato C (ed) Advances in drug therapy of gastroesophageal reflux disease. Karger, Basel pp 246-306 (Front Gastrointest Res, vol 20)
24. Bianchi Porro G, Pace F, Sangaletti O (1990) Pattern of acid reflux in patients with reflux oesophagitis 'resistant' to H2 receptor antagonists. Scand J Gastroenterol 25:810-814
25. Tytgat GNJ (1993) Prognostic factors affecting the duration of remission of gastro-oesophageal reflux disease. J Drug Dev 5 [Suppl 2]:21-26
26. McDougall NI, Watson RCP, Collins JSA, McFarland RJ, Love AM (1997) Maintenance therapy with cisapride after healing of erosive oesophagitis: A double-blind placebo-controlled trial. Aliment Pharmacol Ther 11:487-495
27. Hatlebackk IG, Johnsson F, Vilien M, Carling L, Wetterhus S, Thorgersen T (1997) The effect of cisapride in maintaining symptomatic remission in patientswith gastro-oesophageal reflux disease. Scand J Gastroenterol 32:1100-1106
28. Bardhan KD (1995) The role of proton pump inhibitors in the treatment of gastro-oesophageal reflux disease. Aliment Pharmacol Ther 9 [Suppl 1]:15-25
29. Klinkenberg-Knol EC, Festen HPM, Meuwissen SGM (1995) Pharmacological management of gastro-oesophageal reflux disease. Drugs 49:695-710
30. Dent J, Klinkenberg-Knol EC, Elm G et al (1988) Omeprazole in the long term management of patients with reflux oesophagitis refractory to histamine H2 receptor antagonists. Gastroenterol Int I [Suppl]:847
31. Tytgat GNJ (1993) Prognostic factors affecting the duration of remission of gastro-oesophageal reflux disease. J Drug Dev 5 [Suppl 2]:21-26
32. Lundell L, Backman L, Ekstrom P et al (1991) Prevention of relapse of reflux esophagitis after endoscopic healing: the efficacy and safety of omeprazole compared with ranitidine. Scand J Gastroenterol 26:248-256

33. Dent J, Yeomans ND, Mackinnon M et al (1994) Omeprazole vs. ranitidine for prevention of relapse in reflux oesophagitis. A controlled double blind trial of their efficacy and safety. Gut 35:590-598
34. Staerk Laursen L, Havelund T, Bondesen S et al (1995) Omeprazole in the long-tem treatment of gastro-oesophageal reflux disease. A double-blind randomized dose-finding study. Scand J Gastroenterol 30:839-846
35. Bank S, Magier D, Greenberg R et al (1992) Alternate day omeprazole maintenance therapy in H2RA resistant esophagitis-clinical, gastrin & ECL effects for up to 3 years. Gastroenterology 102:A35 (Abstract)
36. Klinkenberg-Knol EC, Festen HPM, Jansen JBMJ et al (1994) The efficacy and safety of long term treatment with omeprazole of patients with refractory reflux esophagitis. Ann Intern Med 121:161-167
37. Klinkenberg-Knol EC, Nelis F, Dent J, Snel P, Mitchell B, Prichard P, Lloyd D, Havu N, Frame MH, Roman J, Walan A, and the long-term study group (2000) Long-term omeprazole treatment in resistant gastroesophageal reflux disease: efficacy, safety, and influence on gastric mucosa. Gastroenterology 118:661-670
38. Lundell L (1992) Acid suppression in the long-term treatment of peptic stricture and Barrett's oesophagus. Digestion 51 [Suppl 1]:49-58
39. Richter JE (1999) Peptic strictures of the esophagus (1999) Gastroenterol Clin North Am 28:875-891
40. Gore S, Healy CJ, Sutton R et al (1993) Regression of columnar lined (Barrett) oesophagus with continuous omeprazole therapy. Aliment Pharmacol Therap 7:623-628
41. Hendel J, Hendel L, Hage E et al (1996) Monitoring of omeprazole treatment in gastrooesophageal reflux disease. Eur J Gastroenterol Hepatol 8:417-421
42. Tytgat GN. (1995) Long-term therapy for reflux esophagitis N Engl J Med 333:1148-1150
43. Colin-Jones DG, Langman MJS, Lawson DH (1992) Postmarketing surveillance of the safety of cimetidine: 10 year mortality report. Gut 33:1280-1284
44. Solvell L (1989) The clinical safety of omeprazole. Scand J Gastro-enterol 24 [Suppl 166]:106-110
45. Arnold R (1994) Safety of proton pump inhibitors-an overview. Aliment Pharmacol Ther 8 [Suppl 1]:65-70
46. Maton PN (1991) Omeprazole. N Engl J Med 324:965-975
47. Lamberts R, Creutzfeldt W, Struber HG et al (1993) Long-term omeprazole therapy in peptic ulcer disease: gastrin, endocrine cell growth, and gastritis. Gastroenterology 104:1356-1370
48. Havu N, Maaroos H-I, Sipponen P (1991) Argyrophil cell hyperplasia associated with chronic corpus gastritis in gastric ulcer disease. Scand J Gastroenterol 26 [Suppl 186]:90-94
49. Kuipers EJ, Lundell L, Klinkenberg-Knol EC et al (1996) Atrophic gastritis and Helicobacter Pylori infection in patients with reflux esophagitis treated with omeprazole or fundoplication. New Engl J Med 334:1018-1022
50. Eissele R, Brunner G, Simon B et al (1997) Gastric mucosa during treatment with lansoprazole: Helicobacter pylori is a risk factor for argyrophil cell hyperplasia. Gastroenterology 112:707-712
51. Verdú EF, Amstrong D, Idstrom JP et al (1996) Intragastric pH during treatment with omeprazole: role of Helicobacter pylori and H. pylori-associated gastritis. Scand J Gastroenterol 31:1151-1156
52. Labenz J, Blum AL, Bayerdörffer E et al (1997) Curing Helicobacter pylori in patients with duodenal ulcer may provoke reflux esophagitis. Gastroenterology 112:1442-1447
53. Riddell RH (1996) The biopsy diagnosis of gastroesophageal reflux disease, "carditis", and Barrett's esophagus, and sequelae of therapy. Am J Surg Path 20 [Suppl I]:S31-S50

54. Lundell L, Dalenbäck J, Hattlebakk J, Janatuinen E et al (1998) Omeprazole or antireflux surgery in the long-term management of GERD. Results of a multicentre, randomised clinical trial. AGA, New Orleans
55. Hetzel D (1993) Medical treatment of reflux oesophagitis. Gullet 3 [Suppl]:60-69
56. Dehn TCB (1992) Surgery for uncomplicated gastroesophageal reflux. Gut 33:293-94
57. Lundell L (1996) Gastroesophageal reflux disease and esophageal motility disorders. In: Galmiche JP (ed) Update gastroenterology. John Libbey Eurotext, Paris, pp 157-165

Malattia da reflusso gastroesofageo senza esofagite

V. Savarino, P. Dulbecco

Epidemiologia

La MRGE è una sindrome clinica costituita da un complesso di sintomi, associati o meno a lesioni flogistico-erosive a carico della mucosa dell'esofago distale, il cui determinante patogenetico è rappresentato dal reflusso in esofago di materiale nocivo proveniente dallo stomaco.

Sebbene si tratti di una patologia comunemente diffusa e rappresentata in tutte le fasce di età, la varietà di presentazione clinica, il complesso meccanismo eziopatogenetico, le scarse correlazioni tra sintomi, reperti clinici e gravità del quadro, rendono pressoché impossibile un'accurata raccolta, selezione ed elaborazione dei dati epidemiologici.

Inoltre, la stima della prevalenza di tale patologia risulta difficile poiché solo i pazienti con i sintomi più severi si rivolgono al medico e, d'altra parte, le inchieste effettuate sulla popolazione generale risentono dell'eterogeneità del campione e delle modalità di ricerca.

Nel tentativo quindi di fornire informazioni epidemiologiche, seppur approssimative, sulla prevalenza della MRGE nella popolazione generale, alcuni autori hanno incentrato lo studio del campione analizzato sull'eventuale presenza dei sintomi più comunemente associati al reflusso: pirosi retrosternale e rigurgito.

Con tale presupposto, ovvero con il ritenere che la presenza o meno dei sintomi tipici fosse indicatore di malattia da reflusso, alcuni hanno evidenziato una straordinaria prevalenza della patologia soprattutto nei paesi occidentali (Tab. 1).

Dipartimento di Medicina Interna e Specialità Mediche, Università degli Studi Genova, Viale Benedetto XV 6, 16132 Genova

Tabella 1. Prevalenza dei sintomi da reflusso (pirosi/rigurgito) nella popolazione generale

Autore	Anno	Popolazione	Prevalenza (%)
Nebel [3]	1976	staff ospedaliero	7-15
Kjellen [4]	1981	> 55 anni	16
Richter [5]	1982	adulti USA	5
Petersen [6]	1982	adulti USA	5
Petersen [7]	1985	adulti scandinavi	2
Ruth [1]	1991	adulti svedesi	15-26
Norrelund [2]	1988	adulti danesi	9-12

Oltre ai dati elencati nella suddetta tabella, altri due studi epidemiologici, condotti su oltre 12 000 soggetti hanno indicato che il 20-40% di essi manifestava il sintomo pirosi durante i 6-12 mesi dell'indagine [8, 9]. Altri studi, invece, hanno valutato la prevalenza dei sintomi di reflusso gastroesofageo in relazione alla frequenza giornaliera, settimanale o mensile di comparsa.

Dallo studio di Nebel del 1976, come dimostra la tabella 2, si ricava che, nell'ambito di un gruppo di dipendenti ospedalieri intervistati, il 7% riferiva la pirosi quotidianamente, il 14% settimanalmente e il 36% una volta al mese [3]. Sempre dallo stesso lavoro emerge che, estendendo l'analisi ai pazienti ricoverati, i sintomi da reflusso gastroesofageo erano presenti con maggior frequenza, con particolare riferimento alla presentazione quotidiana.

Tabella 2. Prevalenza dei sintomi da reflusso in un campione di popolazione USA [5]

Campione	N°	% Pazienti con sintomi giornalieri	% Pazienti con sintomi settimanali	% Pazienti con sintomi mensili
Controlli	335	7	14	36
Rep. Chirurgia	200	6	12	19
Rep. Medicina	246	14	12	14
Rep. Gastroent.*	121	15	12	13
Rep. Ostetricia	102	25	10	17

* Pazienti ambulatoriali

Analoghi risultati sono stati riportati anche in uno studio più recente, condotto da Talley nel 1990, in cui il 24% dei soggetti riferiva il sintomo una volta al mese, il 13% una volta alla settimana ed il 7% quotidianamente [10].

Sempre negli USA un'indagine a campione sull'intera popolazione nazionale realizzata dalla Gallup ha riportato una prevalenza della pirosi, con almeno un episodio al mese, pari al 44% [11].

Uno studio condotto con metodologia statisticamente molto più valida nella contea di Olmsted (Minnesota), utilizzando un questionario inviato ad una popolazione di 2.200 soggetti estratti a sorte, ha dimostrato una prevalenza di pirosi e/o rigurgito acido (almeno un episodio alla settimana) pari a circa il 20%, con lievi differenze legate alle classi di età e al sesso; considerando però qualsiasi episodio occorso nell'ultimo anno, la prevalenza sale a circa il 60% [12].

Dati più numerosi sono disponibili per quanto riguarda la prevalenza dell'esofagite da reflusso. Le casistiche riportate in letteratura (Tab. 3) si riferiscono a pazienti sottoposti ad esame endoscopico e la notevole variabilità dei dati di prevalenza dipende sia dalle caratteristiche del campione studiato che dall'area geografica di provenienza.

Tabella 3. Prevalenza dell'esofagite in Europa

Autore	Anno	Paese	Prevalenza (%)
Cronsted [13]	1978	Svezia	11
Tauris [14]	1978	Danimarca	1
Henrion [15]	1983	Belgio	13
Berstad [16]	1986	Norvegia	15
Ollyo [17]	1986	Francia	7
Stoker [18]	1988	Inghilterra	23
Carteret [19]	1988	Francia	9.9

I dati relativi alla prevalenza dell'esofagite nella popolazione italiana sono piuttosto scarsi. Per tale patologia è stata recentemente condotta un'inchiesta, promossa dal GISMAD (Gruppo Italiano per lo Studio della Motilità dell'Apparato Digerente), alla quale hanno partecipato 81 centri Endoscopici, distribuiti su tutto il territorio nazionale. A tale scopo è stata distribuita una scheda raccolta dati in cui doveva essere indicato il numero di esofagiti diagnosticate in un periodo di tempo di almeno 6 mesi nel corso del 1992-1993. Sono stati così raccolti più di 170.000 esami endoscopici e la diagnosi di esofagite (dal I al IV grado secondo la classificazione di Savary-Miller), è stata posta nell' 8.6% dei casi, con una prevalenza simile a quella dell' ulcera duodenale (8.5%) e nettamente superiore rispetto a quella dell'ulcera gastrica (3.5%) [20].

Per quanto riguarda la distribuzione delle esofagiti per grado di severità nello studio GISMAD (Tab. 4) le esofagiti di I e II grado costituiscono insieme più dell'85% delle esofagiti, mentre le forme più severe rappresentano soltanto il 15%.

Tabella 4. Inchiesta epidemiologica italiana

Distribuzione (%) delle esofagiti per grado di severità	
Esofagiti I grado	60.0%
Esofagiti II grado	25.3%
Esofagiti III grado	8.1%
Esofagiti IV grado	6.6%
Esofagiti + metaplasia	3.9%

Va, inoltre, sottolineata l'importanza di alcuni lavori i quali hanno rilevato che, da un lato, in una cospicua percentuale di casi, non sono presenti lesioni mucosali endoscopiche e che, dall'altro, il pattern sintomatologico non è significativamente diverso in presenza o in assenza di esofagite.

Già a partire dal 1989, Knill-Jones ha segnalato che oltre un terzo dei suoi 1200 pazienti (42%) sottoposti ad endoscopia per sintomi da reflusso non presentava esofagite; dai dati si è altresí dedotto che, almeno per quanto riguarda i pazienti ospedalieri, la prevalenza di MRGE non complicata da esofagite è circa del 50% superiore rispetto a quella con esofagite [21].

In uno studio europeo multicentrico e multinazionale sono stati valutati 806 pazienti consecutivi in 52 centri (Inghilterra, Irlanda, Germania) che si sono rivolti al proprio medico curante per una sintomatologia compatibile con MRGE. Ciascun paziente è stato sottoposto ad endoscopia entro 7 giorni dalla visita e sono stati esclusi dallo studio i pazienti che assumevano farmaci acido-soppressori per più di 5 giorni nel mese precedente lo studio o nei 3 giorni prima della visita. La prevalenza complessiva di Malattia da Reflusso Endoscopicamente Negativa (NERD) è stata di circa il 55% [22].

In due trial clinici pubblicati recentemente, uno di Venables [23] e l'altro di Carlsson e Dent [24], sono stati reclutati complessivamente 1.532 pazienti (994 nel primo lavoro e 538 nel secondo) che hanno richiesto una prestazione medica per la comparsa di chiari sintomi di MRGE. L'esame endoscopico è risultato negativo rispettivamente in 667 e in 261, con una prevalenza totale di NERD pari a circa il 62%.

Considerata quindi l'elevata prevalenza della NERD, è stato valutato se da un lato, le caratteristiche cliniche dei pazienti senza esofagite endoscopica fossero simili a quelle dei pazienti con esofagite e dall'altro lato, se la NERD potesse o meno evolvere verso forme più severe di malattia.

Dai lavori suddetti [23, 24] è emerso che, sebbene sia la gravità che la frequenza del sintomo pirosi siano maggiori nei pazienti con esofagite rispetto a quelli senza esofagite, esiste tuttavia una notevole sovrapposizione tra i due gruppi (Fig. 1).

Infatti il 12% dei pazienti con NERD presenta pirosi di grado severo e il 23% dei pazienti con esofagite presenta soltanto pirosi di grado moderato. In entrambi i gruppi la maggior parte dei pazienti (67% vs 73% rispettivamente) presenta pirosi per 5 o più giorni alla settimana. Questi due lavori hanno inoltre evidenziato che nei pazienti con NERD la pirosi limita fortemente la qualità di vita, raggiungendo un punteggio al Psycological General Well-Being Index (PGWB Index) simile a quello riscontrato nei pazienti con esofagite (Fig. 2).

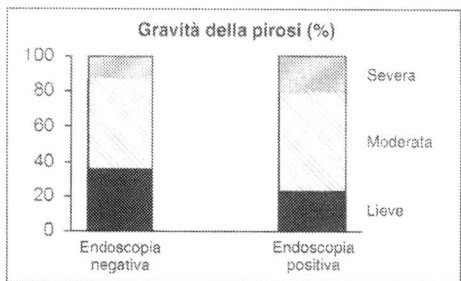 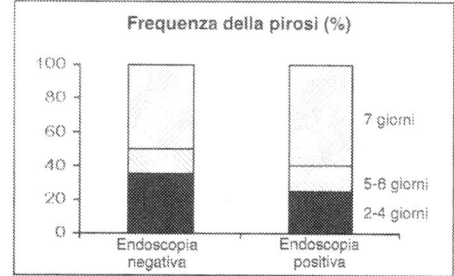

Fig. 1. Gravità e frequenza della pirosi in relazione alla diagnosi endoscopica

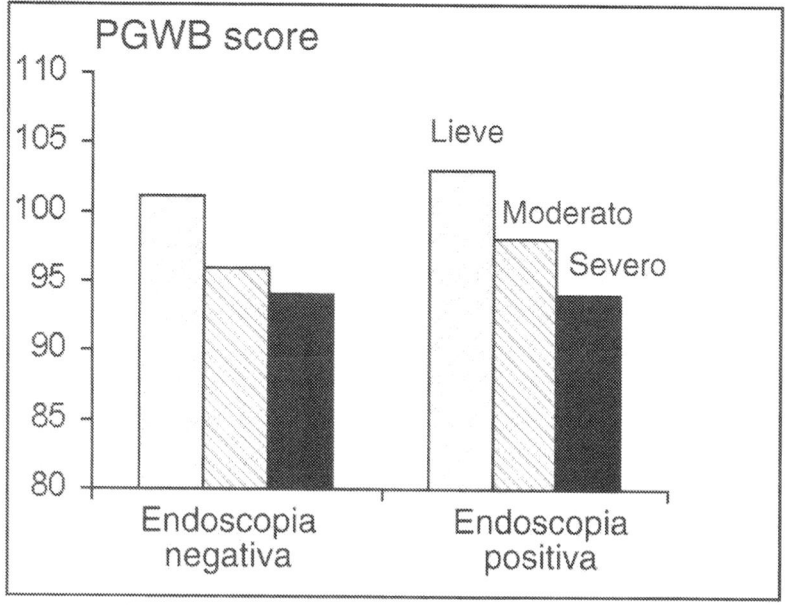

Fig. 2. Influenza della gravità della pirosi sul benessere generale (PGWB)

In conclusione, la gravità e la frequenza dei sintomi non possono essere utilizzate per differenziare i pazienti con esofagite da quelli senza esofagite. Questi risultati sono analoghi a quelli riportati da Trimble [25], il quale ha seguito due gruppi di pazienti per un periodo di tempo di 4.4 e 8.5 anni rispettivamente. Il primo, di 70 pazienti, presentava una percentuale di tempo con pH <4 normale, ma aveva un Symptom Index >50% e il secondo, di 58 pazienti con percentuale di tempo con pH <4 patologico alla pH- metria.

A ciascun paziente è stato chiesto di quantificare la frequenza di presentazione dei sintomi in una delle seguenti classi: giornaliera-settimanale-mensile-occasionale. Nessuna differenza statisticamentte significativa è stata osservata tra i due gruppi nella distribuzione della frequenza dei sintomi, sebbene in entrambi i gruppi durante il periodo di osservazione si sia registrato un miglioramento nella frequenza degli stessi. Tuttavia, l'87% dei pazienti con normale esposizione acida e il 79% di quelli con reflusso patologico e/o esofagite sono rimasti sintomatici. La frequenza di presentazione dei sintomi era uguale o persino peggiorata rispetto all'inizio dello studio, anche se più del 60% (67% vs 64%) in ciascun gruppo ha continuato ad assumere con regolarità terapia acido-soppressiva. Questo lavoro ha inoltre evidenziato che a distanza di 5 anni il gruppo con sintomi, ma con tempo di esposizione all'acido normale e quello con sintomi e reflusso patologico e/o esofagite presentavano una medesima tipologia e severità sintomatologica (Fig. 3) e in entrambi i casi la necessità di continuare a praticare una terapia era percentualmente analoga.

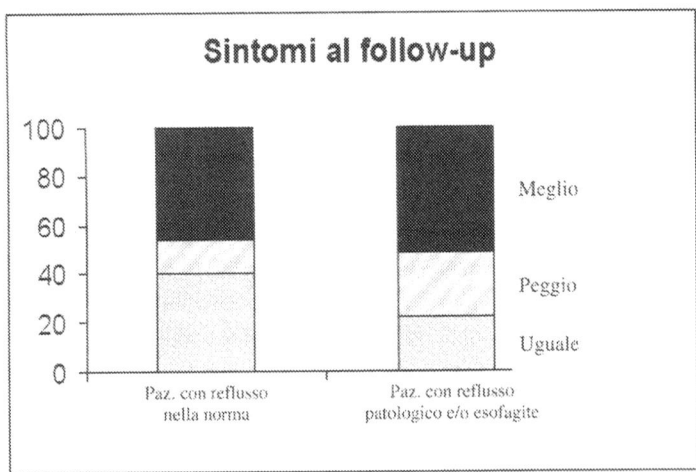

Fig. 3. Sintomi al follow-up di 5 anni in soggetti con reflusso patologico e/o esofagite (a destra) e reflusso nei limiti (a sinistra) (%)

Pace e collaboratori in uno studio con follow-up limitato a 6 mesi hanno documentato che il 15% (5/33) dei pazienti con sintomi tipici ma senza esofagite sviluppavano un'esofagite ex novo se trattati con antiacidi e farmaci procinetici tradizionali e che circa il 61% dei pazienti era sintomatico alla visita di controllo [26].

Infine, appare particolarmente interessante il dato di un recente studio inglese condotto da McDougall che ha evidenziato come nell'arco di un follow-up di 3-4.5 anni, sebbene la maggior parte dei pazienti assumesse una terapia antisecretiva, circa il 10% sviluppava un esofago di Barrett, il 25% dei pazienti originariamente privo di esofagite presentava lesioni endoscopiche, mentre circa il 30% dei soggetti, giunti all'osservazione con sintomi tipici, ma con negatività endoscopica e pH-metrica, sviluppava in seguito lesioni endoscopiche e/o reflusso patologico [27].

Recentemente è stato condotto in Svezia uno studio caso-controllo [28] al fine di quantificare il contributo dei sintomi tipici della MRGE nello sviluppo dell'adenocarcinoma dell'esofago distale e del cardias. In questo studio, condotto su un periodo di tempo compreso tra il 1995 e il 1997, sono stati giudicati idonei 189 pazienti con adenocarcinoma dell'esofago e 262 con adenocarcinoma del cardias. Il gruppo controllo era costituito da 820 soggetti normali estratti dalla popolazione generale e da 167 soggetti con carcinoma squamoso dell'esofago. Questo studio ha dimostrato che, mentre l'associazione tra adenocarcinoma del cardias e reflusso è relativamente debole, sembra esistere una forte relazione causale tra l'adenocarcinoma dell'esofago e i sintomi di reflusso. La frequenza, la durata e la severità dei sintomi è strettamente correlata al rischio di cancerogenesi: quanto più frequenti, duraturi e severi sono i sintomi tanto più alto è tale rischio. Inoltre poiché l'associazione tra adenocarcinoma dell'esofago e patologia da reflusso non complicata da esofago di Barrett è risultata altrettanto forte quanto quella tra adenocarcinoma ed esofago di Barrett, è stato ipotizzato che il reflusso gastroesofageo, più che l'esofago di Barrett, costituisca il fattore cruciale. Il meccanismo attraverso il quale il reflusso gastroesofageo sia in grado di causare lo sviluppo dell'adenocarcinoma rimane poco chiaro. Le ghiandole della sottomucosa o la presenza di epitelio gastrico ectopico possono costituire il punto di partenza. Rimane comunque evidente che il reflusso patologico gastroesofageo è di per sé un fattore di rischio notevole per lo sviluppo di adenocarcinoma esofageo ed il sintomo pirosi retrosternale con cui si esprime clinicamente è un evento serio ed assolutamente da non sottovalutare.

In conclusione, da questi lavori emerge che:
- pazienti con NERD rimangono sintomatici durante il follow-up nonostante terapia antisecretiva;
- pazienti con NERD, quando confrontati con pazienti con MRGE endo-

scopicamente positiva, sembrano avere una storia naturale simile in termini di severità e durata;
- i sintomi da reflusso, anche senza lesioni esofagee, hanno un impatto significativamente negativo sulla qualità di vita;
- solo una piccola percentuale di pazienti con NERD sviluppa una malattia erosiva;
- in questo gruppo di pazienti non sembra essere stata documentata un'evoluzione verso complicanze quali stenosi o esofago di Barrett;
- tuttavia, in un recente studio caso-controllo condotto in Svezia, è stata osservata una stretta correlazione tra reflusso gastroesofageo ed adenocarcinoma. Più frequenti, più gravi e più duraturi sono i sintomi di reflusso maggiore è il rischio di sviluppare un adenocarcinoma del tratto distale dell'esofago, indipendentemente dalla presenza di esofago di Barrett.

Patogenesi

Il fattore patogenetico più importante, tanto nella genesi dei sintomi, quanto nello sviluppo di esofagite e di eventuali complicanze è rappresentato dal reflusso di materiale acido nell'esofago e dalla sua permanenza in loco per un periodo di tempo eccessivo rispetto alla capacità di clearing dell'esofago stesso. Già da questo concetto appare evidente come la patogenesi della MRGE risulti dallo squilibrio tra le capacità complessive di difesa dell'esofago e fattori aggressivi molteplici, tra loro interagenti e in grado di potenziarsi vicendevolmente.

In condizioni normali la possibilità che si verifichi il reflusso è ostacolata dalla barriera anti-reflusso, una barriera funzionale rappresentata dallo sfintere esofageo inferiore (LES): esso costituisce una zona di relativa alta pressione in grado di rilasciarsi dopo la deglutizione, mantenendo un tono di base che supera il gradiente pressorio tra cavità addominale, in cui vige una pressione positiva, e quella toracica, in cui la pressione diviene periodicamente negativa ad ogni atto inspiratorio. Altri fattori anatomici, quali l'angolo di His, la membrana freno-esofagea e soprattutto i pilastri diaframmmatici partecipano all'efficacia della barriera antireflusso.

Il reflusso si può verificare attraverso tre meccanismi, tanto nel soggetto normale (una piccola quota di reflussi è infatti fisiologica), quanto nei soggetti con reflusso patologico. Il meccanismo più importante è rappresentato dai cosiddetti rilasciamenti transitori e inappropriati del LES, cioè rilasciamenti che non conseguono ad uno stimolo deglutitivo e che costituiscono la causa di reflusso nel 65% dei pazienti con MRGE. Il rimanente 35% degli episodi di reflusso conseguono, sostanzialmente in egual misura, vuoi ad un aumento improvviso della pressione endoaddominale, capace di superare quella sfinteriale, vuoi ad una progressiva ma reversibile riduzione del tono del LES fino a valori misurabili in addome (4 mmHg o meno).

Una volta verificatosi l'episodio di reflusso, si innescano all'interno dell'esofago alcuni meccanismi antireflusso. Anzitutto, il materiale acido stimola un'arco riflesso che promuove la peristalsi secondaria grazie all'azione di chemiocettori e anche di meccanocettori. Un altro meccanismo è il cosiddetto riflesso esofago-salivare, per cui si attiva la secrezione e quindi la deglutizione di saliva: ciò, oltre a rappresentare un efficace tampone chimico, grazie ai bicarbonati contenuti nella saliva, stimola la peristalsi primaria, capace di allontanare verso lo stomaco il materiale refluito.

Il protrarsi degli episodi di reflusso nel tempo rende sempre meno efficace la capacità dei meccanismi antireflusso, in particolare della peristalsi primaria e secondaria, e ciò perpetua e aggrava l'infiammazione ed il danno mucosale.

Comunque, non necessariamente nel soggetto con reflusso patologico si instaura il danno anatomico; infatti, come già visto, solo una minoranza di soggetti con MRGE presenta esofagite. Così è possibile che il sintomo pirosi nei pazienti con endoscopia negativa possa originare da una alterata percezione della quantità di acido refluita considerata altrimenti come normale. Marrero e coll. [29] hanno studiato un gruppo di pazienti con endoscopia negativa, con alterazioni pH-metriche e con test di perfusione acida positivo. I pazienti sono stati arruolati in uno studio doppio-cieco per valutare gli effetti della soppressione acida con famotidina 40 mg due volte al giorno sulla soglia di perfusione esofagea. La soglia di perfusione esofagea è stata valutata mediante test di perfusione acida. Dopo 4 settimane di trattamento, il gruppo che ha assunto famotidina, ma non quello con placebo, ha presentato un significativo aumento della tolleranza alla perfusione acida. Queste ossevazioni hanno suggerito che un gruppo di pazienti con endoscopia negativa possono presentare una ipersensibilità viscerale definita come esofago irritabile [30, 31]. Si tratta di una nuova entità nosologica, caratterizzata da una sensibilità aspecifica dell'esofago a stimoli diversi, quali presenza di acido, alterazioni motorie, distensione del viscere, la cui causa potrebbe essere identificata in un abbassamento della soglia di percezione agli stimoli nocicettivi. Non è del tutto chiaro, però, se tale alterata percezione avvenga per una disfunzione del sistema nervoso afferente, a livello del processing corticale dell'informazione nocicettiva, o per fattori socio-culturali, ambientali o emozionali che modificano la segnalazione cosciente degli stimoli dolorosi. D'altra parte è nota l'associazione tra disturbi psichiatrici e anomalie esofagee [32]. Infine il concetto di esofago irritabile, come riduzione della soglia di percezione degli stimoli dolorosi richiama molto da vicino la sindrome dell'intestino irritabile e altre patologie funzionali come il dolore toracico non cardiaco e la dispepsia non ulcerosa. Rimane, tuttavia, sempre da verificare se l'ipersensibilità viscerale sia alla base della sintomatologia di questo gruppo di pazienti.

Recentemente nei pazienti con NERD è stata osservata al microscopio elettronico un'interessante alterazione morfologica dell'esofago sotto forma di un danno e di un allargamento delle gap junctions delle cellule dell'epitelio squamoso. L'alterazione delle gap junctions, quindi, favorirebbe la retrodiffusione degli idrogenioni e l'attivazione di recettori situati all'interno della mucosa che sarebbero responsabili della percezione della pirosi. Sebbene tale ipotesi debba essere verificata in un più elevato numero di pazienti senza lesioni endoscopiche, tuttavia l'elevato costo di utilizzo del microscopio elettronico rappresenta un ostacolo allo studio dell'importanza clinica di questa alterazione [33].

Manifestazioni cliniche

Sintomi riferibili a malattia da reflusso sono molto comuni nella popolazione generale e le modalità di presentazione, il decorso e le complicanze sono quanto mai variabili da un paziente all'altro.

Questa notevole variabilità è stata mirabilmente riassunta da Donald Castell nel suo famoso iceberg.

La base dell'iceberg include la maggior parte dei pazienti, circa il 60%, che hanno sintomi moderati e sporadici (i cosiddetti Telephone refluxers). Si tratta di pazienti che in genere non consultano il medico e controllano la propria sintomatologia con l'autoprescrizione di antiacidi.

La parte intermedia della piramide è rappresentata da quei pazienti, circa il 25%, che hanno sintomi persistenti per i quali consultano il medico (Office refluxers) e necessitano di terapia farmacologica.

La punta dell'iceberg è rappresentata da quei pazienti, circa il 5%, con malattia grave o complicata (stenosi, emorragia, esofago di Barrett, adenocarcinoma) che necessitano di terapie potenziate. Quest'ultima categoria di pazienti è indicata anche come Hospital refluxers.

Tradizionalmente i sintomi legati alla MRGE si possono suddividere in tipici, come la pirosi retrosternale ed il rigurgito acido, e in atipici (Tab. 5).

L'elenco di questi ultimi, che peraltro sembrano essere più frequenti nella NERD, è andato allargandosi negli ultimi anni grazie all'impiego clinico della pH-metria esofagea, la quale ha consentito di porre in relazione all'esposizione acida patologica non soltanto i sintomi riconducibili all'esofago come il dolore toracico non cardiogeno, ma anche sintomi extra-esofagei quali la tosse cronica, l'asma bronchiale e la raucedine.

Tabella 5. Possibili manifestazioni o sintomi atipici di MRGE

Toracici	Digestivi superiori
Disfagia	Scialorrea
Dolore toracico	Nausea
Odinofagia	Sazietà precoce
	Singhiozzo
	Eruttazioni
ORL	**Polmonari**
Faringiti croniche	Asma bronchiale
Laringiti croniche	Polmonite ricorrente
Globo faringeo	Tosse cronica persistente
Otite	Bronchiectasie
	Ascesso polmonare

La comparsa dei sintomi atipici, quelli asmatici in particolare, può essere riconducibile sia ad un meccanismo diretto del contenuto gastrico che risale nelle parti prossimali dell'esofago fino a raggiungere faringe e laringe, sia ad un meccanismo indiretto mediato da stimolazioni di fibre nervose presenti a livello della mucosa esofagea distale.

Diagnosi

Nella maggior parte dei casi il paziente giunge all'osservazione medica per la presenza di sintomi tipici o atipici. Poiché, come visto in precedenza, non è possibile predire sulla base della sintomatologia l'esistenza o meno di lesioni della mucosa, l'esecuzione di un'esofagogastroduodenoscopia è il primo esame consigliabile. Tale indagine, infatti, consente di distinguere le forme di reflusso senza lesioni mucosali da quelle con esofagite e di effettuare biopsie laddove indicate.

In era prepH-metrica venivano considerati come segni attendibili di esofagite in assenza di danno macroscopico le seguenti alterazioni bioptiche:
- ispessimento dello strato basale dell'epitelio superiore al 15% dell'intero spessore della superficie epiteliale;
- allungamento delle papille della lamina propria (> 65% dello spessore totale dell'epitelio).

Nessuno di questi parametri ha tuttavia dimostrato di possedere sufficiente specificità e sensibilità diagnostica, essendo largamente presente anche nei soggetti normali e potendo d'altra parte mancare in soggetti con reflusso patologico documentato con metodica pH-metrica.

Il gold standard nei casi negativi all'endoscopia è rappresentato dalla pH-metria esofagea delle 24 ore. Questa tecnica consiste nella registrazione del pH mediante micro-elettrodi inseriti per via trans nasale in esofago connessi ad un sistema di registrazione portatile. Il protrarre l'esame per 24 ore permette di esaltare le capacità discriminanti tra reflusso patologico e fisiologico e di verificare la relazione tra acido refluito e sintomi che sono spesso capricciosi ed imprevedibili.

È opportuno sottolineare che brevi episodi di reflusso si possono osservare anche in soggetti normali per cui si impone un'accurata definizione dei valori fisiologici al fine di identificare con certezza gli eventi propri del reflusso patologico.

Pertanto vengono misurati sei parametri di reflusso acido:
1. Tempo totale con pH < 4 (%)
2. Tempo in posizione eretta con pH < 4 (%)
3. Tempo in posizione supina con pH < 4 (%)
4. Numero degli episodi /24 ore con pH < 4 (%)
5. Numero dei reflussi più lunghi di 5 minuti
6. Durata dell'episodio più lungo in minuti sulle 24 ore

Ai fini pratici clinici il limite superiore del normale è 5% nelle 24 ore nei pazienti di circa 50 anni.

Tale indagine confrontata con le altre impiegabili nella diagnosi di MRGE ha dimostrato di avere un'ottima sensibilità e specificità (Fig. 4).

Va ricordato comunque che alcuni pazienti possono presentare sintomi

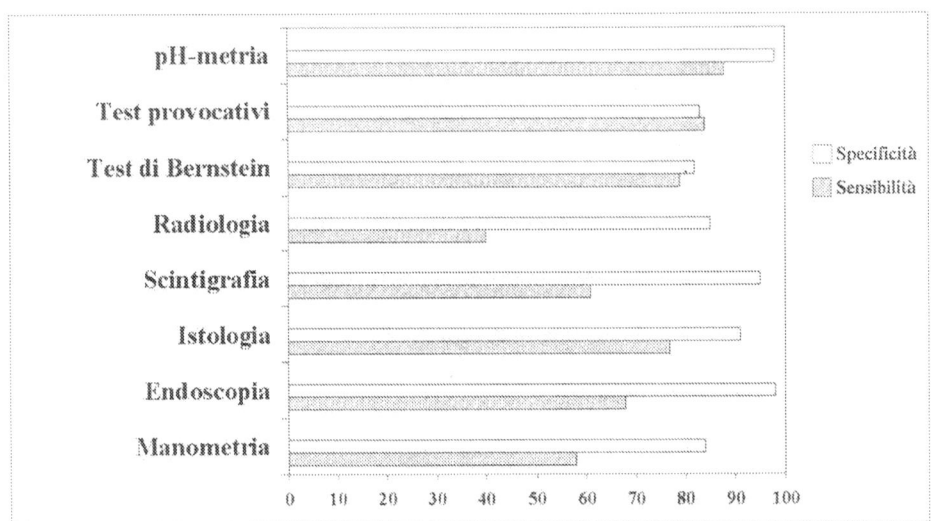

Fig. 4. Sensibilità e specificità diagnostica delle indagini strumentali impiegabili nella MRGE

tipici di reflusso con valori pH-metrici normali. Come già detto, in questi casi non è da escludere che la sintomatologia possa essere legata ad una particolare sensibilità della mucosa esofagea all'acido, il cosiddetto esofago irritabile.

È stato recentemente proposto, nell'ambito della popolazione di soggetti sintomatici ma privi di lesioni mucosali, la possibilità di sfruttare la risposta alla terapia, il test all'omeprazolo per confermare la diagnosi laddove non sia possibile effettuare la pH-metria. In una recente esperienza olandese condotta su 84 pazienti, 54 dei quali senza segni endoscopici di esofagite, ma con sintomi tipici, è stata effettuata una pH-metria e quindi iniziata una terapia di due settimane con 40 mg di omeprazolo e con placebo. È stata osservata una correlazione tra risultati della pH-metria e la risposta alla terapia con l'antisecretivo, ma non con il placebo. La predittività positiva e negativa del test è risultata del 68% e del 63% rispettivamente.

Pertanto, la diagnosi di MRGE può essere ragionevolmente esclusa se i sintomi non regrediscono con farmaci inibitori della pompa protonica a dosi sostenute.

Ai fini diagnostici l'esecuzione della manometria esofagea è di scarsa o nessuna utilità così come la scintigrafia e la radiologia.

Terapia

La scelta o meno della terapia farmacologica dipende dalla posizione che il paziente occupa all'interno dello spettro clinico della malattia stessa; in particolare è determinante ai fini della scelta del farmaco e della durata della sua somministrazione, sapere se è presente o meno esofagite, se sono presenti o meno complicanze esofagee (Barrett-stenosi) o extra-esofagee (patologie respiratorie o otorinolaringoiatriche).

Il trattamento della MRGE si basa sia su un trattamento non farmacologico sia su provvedimenti di ordine farmacologico.

Trattamento non farmacologico

Una modifica dello stile di vita è da considerare un valido punto di partenza nel management farmacologico dei pazienti con sintomi lievi e sporadici.

Le misure proposte, che nel loro insieme costituiscono le cosiddette norme igienico-dietetiche, sono riassunte nella Tabella 6.

Lo scopo di tali misure è quello di modificare positivamente quei fattori esogeni che promuovono il reflusso. Nella maggior parte dei casi tuttavia non è documentato che l'adozione di tali misure favorisca realmente una riduzione della sintomatologia.

Tabella 6. Misure igienico-dietetiche

- Elevazione della testata del letto durante il riposo notturno
- Riduzione dell'eventuale eccesso ponderale
- Riduzione o abbandono di abitudini voluttuarie come il fumo, il consumo eccessivo di alcolici e di caffè
- Riduzione del consumo di grassi, di cioccolato, di menta
- Evitare l'uso di abiti o cinture troppo stretti
- Riduzione o abolizione di farmaci potenzialmente lesivi per la mucosa esofagea (Tab. 7)

Tabella 7. Farmaci potenzialmente lesivi per la mucosa esofagea

Progesterone	Dopamina
Teofillina	Diazepam
Anticolinergici	Oppiacei
β-agonisti	Fans
α-agonisti	Ca-antagonisti

Trattamento farmacologico

Esso si basa sull'uso di due categorie di farmaci: i farmaci procinetici (cisapride, levosulpiride) e i farmaci antisecretivi (H_2-antagonisti, PPI).

La maggiore efficacia dei PPI rispetto ai procinetici e agli H2-antagonisti nel controllo dell'esofagite da reflusso è documentata da una serie abbondante di studi clinici. L'uso di questi farmaci nelle forme da reflusso senza lesioni mucosali è stato poco valutato con studi clinici randomizzati. In effetti le proprietà farmacocinetiche non sembrano conferire al farmaco la possibilità di un sollievo farmacologico celere, come richiesto dai pazienti con sintomi da reflusso tipici. Alcuni studi recenti, tuttavia, sembrano documentare la superiorità dell'omeprazolo nei confronti della cisapride e della ranitidina nel controllo dei sintomi della MRGE senza esofagite (Tab. 8).

Questi dati confermati da altri trial [32, 35] sembrano favorire l'impiego degli inibitori di pompa come farmaci di prima scelta non solo nella terapia delle esofagiti severe ma anche nella risoluzione dei sintomi nelle forme senza esofagite.

Tabella 8. Sollievo della pirosi retrosternale in pazienti con NERD dopo 4 settimane di terapia con placebo, cisapride o farmaci antisecretivi

Autore	Placebo	Cisapride 10 mg x 4	Ranitidina 150 mg x 2	Omeprazolo 10 mg	Omeprazolo 20 mg
Lind et al. [34]	13%			31%	46%
Dent et al. [35]	32%			64%	62%
Galmiche et al. [36]		45.8 %		59.8%	62.5%
Venables et al. [23]			40%	49%	61%

Punti chiave

- La MRGE è una delle patologie più comuni dell'apparato gastrointestinale ed interessa, a seconda delle diverse indagini epidemiologiche e delle metodologie di rilevazione impiegate, dal 7 al 40% della popolazione adulta.

- Più della metà dei casi di MRGE è costituita da forme di reflusso senza esofagite.

- Esiste una considerevole sovrapposizione tra pazienti con NERD e pazienti con lesioni endoscopiche in termini di severità e durata dei sintomi. Inoltre studi longitudinali hanno dimostrato che la maggior parte dei pazienti con NERD rimangono sintomatici nonostante terapia e che alcuni di essi possono sviluppare malattia erosiva.

- I pazienti con sintomi tipici da reflusso frequenti e duraturi hanno un elevato rischio di sviluppare un adenocarcinoma del tratto distale dell'esofago, indipendentemente dalla presenza di esofago di Barrett. Ciò depone per la necessità di non sottovalutare i sintomi da reflusso, anche quando non si associano alle complicanze note di questa malattia.

- Sulla base dei dati disponibili, è possibile affermare che nella pratica clinica la NERD rappresenta la più frequente espressione della MRGE, anche se non è da escludere che lo sviluppo futuro delle conoscenze possa portarci a catalogarla come un'entità nosologica a sé stante.

Bibliografia

1. Ruth M, Mansonn I, Sandberg N (1991) The prevalence of symptoms suggestive of esophageal disorders. Scand J Gastroenterol 26:73-81
2. Norrelund N, Pederson PA (1998) Prevalence of gastric-oesophageal reflux-like dyspepsia. International Congress of Gastroenterology, Rome, September, A1031
3. Nebel OT, Frones MF, Castell DO (1976) Symptomatic gastric-oesophageal reflux: incidence and precipiting factors. Dig Dis Sci 21:953-956
4. Kjellen G, Tibbling L (1981) Manometric esophageal function, acid acid perfusion and symptomatology in 55 years old general population. Clin Phisiol 1:405-415
5. Richter JE, Castell DO (1982) Gastroesophageal reflux. Pathogenesis, diagnosis and theraphy. Ann Intern Med 97:93-103
6. Petersen H (1982) Further investigations and treatment of non ulcer dyspepsia. Scand J Gastroenterol [Suppl]79:130-134
7. Petersen H, Fjosne ULF, Johannesseen T et al (1985) Clinical significance of upper abdominal symptoms. Scand J Gastroenterol 20(109):19-22
8. Jones RM, Lydeard SE, Hobbs DFR et al (1990) Dyspepsia in England and Scotland. Gut 31: 401-405
9. Jones RM, Johnson CD (1992) Reflux symptoms in the general population Hellenic. J Gastroenterol 5[Suppl]:142
10. Talley NJ, Zinmeister AR (1990) Prevalence of dyspepsia subgroups and their association with the irritable bowel syndrome in a community. Am J Gastroenterol 85:1241
11. A Gallup survey on heartburn across America Princeton NJ: The Gallup Organisation, Inc. 1998
12. Loke III GR, Talley NJ, Fett SL et al (1997) Prevalence and clinical spectrum of gastroesophageal reflux: a population-based study in Olmsted County, Minnesota. Gastroenterology 112:1448-1456
13. Cronstedt J, Carling L, Vestergaard P et al (1978) Oesophageal disease revealed by endoscopy in 1000 patients referred primarly for gastroscopy. Acta Med Scand 204:413-416
14. Tauris P (1978) Upper gastrointestinal fiberoptic panendoscopy. Endoscopy 10:86-89
15. Henrion J, Heller F (1983) Endobrachy-oesophage. Etude clinique et endoscopique de 22 cas. Acta Gastroenterol Belg 46: 207-219
16. Berstad A, Weberg R, Froyshov Larsen I et al (1986) Relationship of hiatus hernia to reflux oesophagitis. Scand J Gastroenterol 21:55-58
17. Ollyo JB (1986) L'oesophagite par reflux au cours du syndrome de Zollinger- Ellison. Memoire pour le titre d'assistant étranger. Paris (Xavier Bichat) 75
18. Stoker DL, Williams JG, Leicester RG et al (1988) Oesophagitis - a five year review. Gut 29:A1450
19. Carteret E, Pasqual JC, Renard P et al (1988) Frequency and prognosis of erosive reflux esophagitis. Gastroenterology 94: A61
20. Baldi F (1995) Malattia da reflusso gastroesofageo. Definizione, presentazione clinica, epidemiologia. Gastroenterology International (Ed. It) [Suppl 1]:1-6
21. Knill-Jones R (1989) Dyspeptic symptoms in the community. Gut 30:893-896
22. Jones RH et al (1995) Gastroesophageal reflux disease in primary care in Europe: Clinical presentation and endoscopic findings. Eur J Gen Pract 1:149-154
23. Venables TL, Newland RD, Patel AC et al (1997) Omeprazole 10 mg once daily, omeprazole 20 mg once daily, ranitidine 150 mg twice daily, evaluated as initial therapy for the relief of symptoms of gastroesophageal reflux disease in general practice. Scand J Gastroenterol 32:965-973

24. Carlsson R, Dent J, Watts R et al (1998) Gastroesophageal reflux disease in primary care; an international study of different treatment strateguìs with omeprazole. Eur J Gastroenterol Hepatol 10:119-124
25. Trimble HC, Douglas S, Pryde A et al (1995) Clinical characteristics and natural history of symptomatic, but not excess gastroesophageal reflux. Dig Dis Sci 40:1098-1104
26. Pace F, Bianchi Porro G, Santalucia F et al (1991) Natural history of gastroesophageal reflux disease without oesophagitis. Gut 32:845-848
27. Mc Dougall NI, Johnston BT, Collins JS et al (1997) Disease progression in gastroesofageal reflux disease as determined by repeat pH monitoring and endoscopy 3 to 4.5 years after diagnosis. Eur J Gastroenterol Hepatol 9:1161-1167
28. Jesper L, Reinhold B, Anders L et al (1999) Symptomatic gastroesophageal reflux as a risk factor for esophageal adenocarcinoma. N Engl J Med 340:825-831
29. Marrero JM, de Caestecker JS, Maxwell JD et al (1994) Effect of famotidine on esophageal sensitivity in gastroesophageal reflux disease. Gut 35:447-450
30. Mayer EA, Gebhart GF et al (1994) Basic and clinical aspects of hyperalgesia. Gastroenterology 107:271-293
31. Janssens JPF, Vantrappen G (1992) Irritable Esophagus. Amer J Med 92 [Suppl 5a] 27-32
32. Clauser RE., Lustman PJ (1983) Psychiatric illness and contractions abnormalities of the esophagus. N Engl J Med 308:1337-1342
33. Tabey NA, Carson JL, Alkiek RA et al (1996) Dilated intercellular space: a morphological feature of acid reflux damaged human esophageal epithelium. Gastroenterology 111:1200-1205
34. Lind T, Havelund T, Carlsson R et al (1997) Heartburn without esophagitis: efficacy of omeprazole therapy and features determining therapeutic response. Scand J Gastroenterol 32:974-979
35. Dent J, Watts R, Riley S et al (1996) Gastroesophageal reflux disease (GERD) in primary care. An international placebo controlled study of different strategies with omeprazole. Gastroenterology 110:A93
36. Galmiche JP, Barthelemy P, Hamelen B (1997) Treating the symptoms of gastroesophageal disease: a double-blind comparison of omeprazole and cisapride. Aliment Pharmacol Therap Aug 11(4):765-773

La giunzione esofago-gastrica e l'esofago di Barrett: caratteristiche ultrastrutturali

D. Foschi[1], F. Pace[2], S. Pallotta[1], R. Allevi[1], E. Trabucchi[1]

Introduzione

La giunzione esofago-gastrica a livello del cardias viene usualmente definita sulla base di parametri anatomo-topografici, istologici e funzionali [1, 2]. I primi, basati sull'identificazione del passaggio mucoso con quello d'organo, sono utilizzati durante l'esame endoscopico per individuare la transizione da esofago tubulare, che termina nella linea Z, alla tasca gastrica con le sue ampie pliche; i secondi definiscono sotto il profilo morfologico, alla microscopia ottica ed ultrastrutturale, la virtuale zona di passaggio fra la mucosa squamocellulare dell'esofago a quella colonnare dello stomaco; gli ultimi identificano il passaggio con la zona ad alta pressione dello sfintere esofageo inferiore. Sotto il profilo clinico, i criteri topografici sopravanzano quelli istologici e funzionali per la facilità di identificazione del passaggio nelle condizioni di normalità di disposizione anatomica, ma risultano meno attendibili in condizioni patologiche, particolarmente in presenza di ernia jatale e di esofago di Barrett o dell'associazione di entrambe le condizioni, casi nei quali la localizzazione istologica della giunzione esofago-gastrica assume una particolare importanza, in special modo ai fini nosologico-classificativi delle lesioni comprese nella definizione dell'esofago di Barrett [3].

L'esofago di Barrett [4] fu descritto per la prima volta nel 1950 e considerato come stomaco tubulare intratoracico; solo successivamente si giunse alla definizione dell'epitelio colonnare come metaplasia dell'esofago in presenza di reflusso gastroesofageo patologico, con caratteristiche di lesione preneoplastica. Di fronte al considerevole aumento dell'incidenza dell'ade-

---

Istituto di Scienze Biomediche Luigi Sacco, [1]Cattedra di Chirurgia Generale e [2]Cattedra di Gastroenterologia, Università degli Studi di Milano, Ospedale L. Sacco, Via G. B. Grassi 74, 20157 Milano

nocarcinoma esofageo e di quello gastrico-cardiale [5], si è assistito ad un notevole incremento degli studi sull'esofago di Barrett, particolarmente riguardo alla patogenesi e alla definizione della sequenza displasia-cancro. Ciò ha comportato una completa revisione dei criteri classificativi di questa lesione anatomopatologica. Negli anni '80, Skinner [6] per primo propose di restringere la diagnosi di "esofago di Barrett" a quei pazienti in cui l'epitelio colonnare avesse un'estensione superiore ai 3 cm di lunghezza. Questa definizione, totalmente arbitraria sotto il profilo biologico e morfologico, traeva giustificazione dall'essere chiaramente correlata alla sequenza displasia-cancro. Nel 1991, Reid [7] mise in evidenza che l'anello di congiunzione fra metaplasia colonnare e sviluppo di adenocarcinoma era in realtà la presenza di metaplasia intestinale nella mucosa colonnare, cioè di un epitelio specializzato caratterizzato da cellule caliciformi mucipare. La conferma da parte di Spechler [8] di questo particolare rilievo, ha portato ad una revisione della classificazione dell'esofago di Barrett [3, 9], che viene distinto in:
- Barrett a segmento lungo, quando l'estensione dell'epitelio colonnare supera i 3 cm;
- Barrett a segmento breve, quando l'estensione dell'epitelio colonnare, inclusivo di una metaplasia intestinale, è inferiore ai 3 cm. Nell'ambito di quest'ultimo è da taluni considerata un ulteriore entità, denominata Barrett a segmento ultra breve, quando l'estensione a partire dalla linea Z è di 0.5 cm.

Dal punto di vista fisiopatologico coesiste a tutte queste entità un reflusso gastroesofageo patologico; si tratta di un criterio distintivo che consente di eliminare quei casi in cui un'irregolarità della linea Z si accompagna alla metaplasia intestinale della mucosa gastrica cardiale, in associazione eventuale di un'infezione da *Helicobacter pylori*, ma senza reflusso. Tuttavia Hirota [10] ha descritto la presenza di displasia nel 4.3% dei pazienti portatori di metaplasia specializzata intestinale associata alla giunzione esofago-cardiale, con una prevalenza di cancro pari al 2.1%. Risulta così evidente la necessità di una definizione istologica non solo della struttura della mucosa colonnare dell'esofago ma anche dei suoi limiti ai fini della definizione del tipo di esofago di Barrett. Tuttavia le caratteristiche istologiche ed ultrastrutturali della giunzione esofago-gastrica normale e patologica hanno attratto molto scarsamente l'attenzione dei ricercatori e le nostre conoscenze attuali si basano su un numero esiguo di osservazioni [10-19]. In questo breve articolo presentiamo una descrizione ultrastrutturale della giunzione squamo-colonnare in condizioni normali e nell'ambito delle due varietà di esofago di Barrett, basandoci sulla casistica acquisita nel periodo settembre 1999-aprile 2000 presso la Cattedra di Gastroenterologia dell'Ospedale L. Sacco di Milano.

La giunzione squamo-colonnare normale

La mucosa esofagea è ricoperta da un epitelio squamoso pluristratificato non corneificato, in cui sono riconoscibili tre strati [10-12] (Fig.1):
- lo strato basale o germinativo, ove sono confinate le mitosi cellulari;
- lo strato granuloso, in cui sono visibili le cellule spinose. Esse sono piuttosto uniformi, con nucleo ovoidale a cromatina dispersa e citoplasma ricco di granuli di glicogeno;
- lo strato funzionale, superficiale: le cellule sono appiattite, con nuclei fini e sottili; il citoplasma è ricco di mucosostanze e di glicogeno.

La presenza di cellule infiammatorie, le cosiddette cellule intrusive, nella mucosa esofagea normale è assai rara, mentre si riscontra di frequentemente in corso di esofagite [11].

La superficie della mucosa esofagea può essere osservata nei suoi più minuti dettagli (Figg. 2 e 3) ricorrendo alla microscopia elettronica a scansione. Essa ha caratteristicamente un aspetto petaliforme, in ragione della desquamazione delle cellule superficiali che hanno un aspetto appiattito, con contorni poligonali. La superficie cellulare è coperta da una rete di pliche minute, regolari, con un disegno variabile da cellula a cellula ma uniforme in ogni singolo elemento. Si tratta delle cosiddette "micropliche" che for-

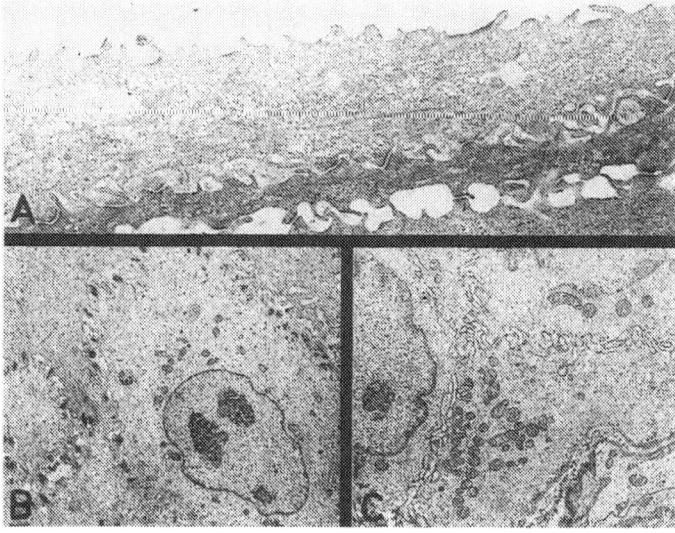

Fig. 1. A (MET, OM x 4600), strato funzionale superficiale. **B** (MET, OM x 2600), strato granuloso. **C** (MET, OM x 4600), strato basale. Descrizione nel testo

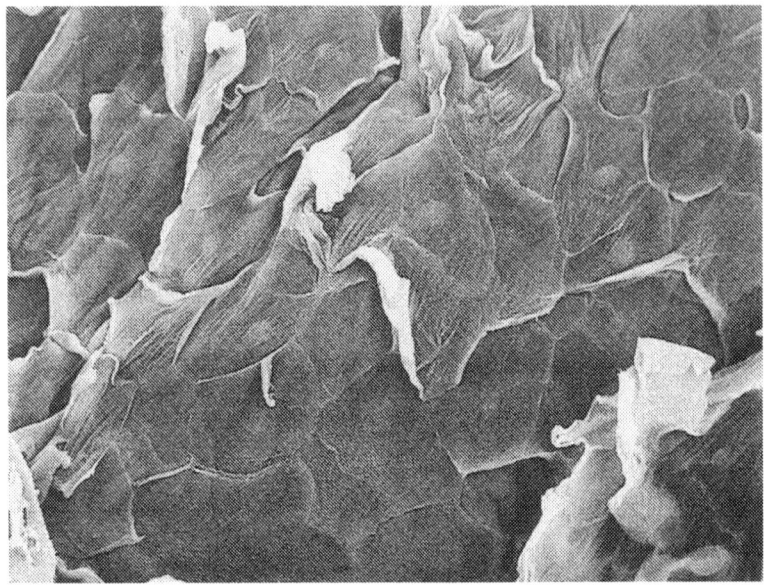

Fig. 2. (MES, OM x 1200), aspetto petaliforme della superficie esofagea

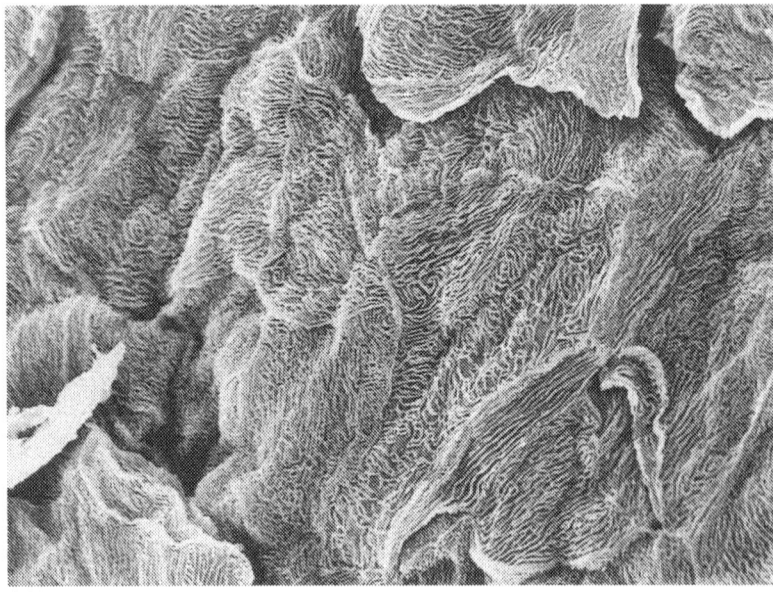

Fig. 3. (MES, OM x 5000), disegno superficiale delle micropliche delle cellule esofagee

mano un reticolo fine, rinforzandosi solo ai bordi cellulari, che risultano ben rilevati. Questi ultimi segnano i confini delle singole cellule, formando le "macropliche". La morfologia delle micropliche può maifestare, anche nella mucosa normale, variazioni minime. È possibile osservare delle dilatazioni, vere e proprie protrusioni, oppure delle aree di restringimento che rappresentano i segni iniziali e più fini nell'ambito delle alterazioni delle cellule esofagee. Alterazioni sostanziali delle micropliche possono essere riscontrate in caso di displasia [20, 21]; la presenza di aree in cui le micropliche sono scomparse è indice certo di necrobiosi cellulare.

Il passaggio dalla mucosa esofagea alla mucosa colonnare del cardias è sempre netto e brusco. I due epiteli sono fra loro giustapposti e solo raramente si riconosce fra loro uno spazio nudo.

Alla microscopia elettronica a scansione, le ultime filiere delle cellule esofagee sono molto uniformi e mostrano la loro tipica struttura, mentre le prime filiere delle cellule giunzionali del cardias sono decisamente pleiomorfe (Fig. 4A). La forma e le dimensioni delle cellule di questo epitelio cilindrico monostratificato sono estremamente variabili (Fig. 4B), ma l'epitelio gastrico riassume un aspetto del tutto regolare a breve distanza dalla giunzione. Osservando i microvilli delle prime file di cellule giunzionali non

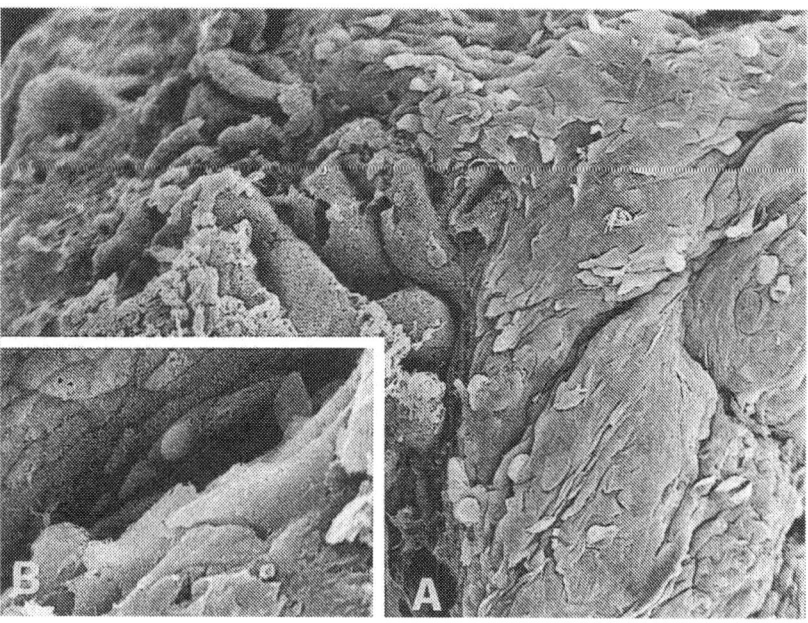

Fig. 4. A (MES, OM x 600), aspetto tipico della giunzione esofago-gastrica con giustapposizione dei due epiteli. B (MES, OM x 5000), aspetto pleiomorfo delle cellule gastriche

può sfuggire che essi sono corti, radi e tozzi per divenire alti e ben sviluppati a breve distanza.

Alla microscopia elettronica a trasmissione (Fig. 5A), le cellule esofagee sono strettamente giustapposte le une alle altre, con desmosomi ed emidesmosomi ben evidenti. Il reticolo endoplasmatico e l'apparato di Golgi sono ben sviluppati. Fenomeni di paracheratinizzazione sono rari. Al passaggio dalla mucosa esofagea a quella gastrica, è frequente osservare aree di necrosi con la presenza di materiale amorfo intercellulare. Nella medesima sede è dato pure osservare con discreta frequenza la presenza di cellule infiammatorie intrusive, a dimostrazione che la giunzione squamo-colonnare è una zona altamente instabile anche in condizioni di normalità. Se si considera che la mucosa esofagea normale non presenta o presenta solo raramente aree di necrosi e cellule infiammatorie, questo rilievo, evidente nell'80% dei campioni esaminati, risulta francamente anomalo.

Le cellule giunzionali della mucosa cardiale (Fig. 5B) sono ricche di un'eterogenea popolazione di granuli mucosecretori. Nella regione perinucleare sono numerosi i granuli di glicogeno e l'apparato di Golgi è ben sviluppato. I microvilli non presentano materiale microfibrillare al loro interno e la zona di attacco è totalmente assente.

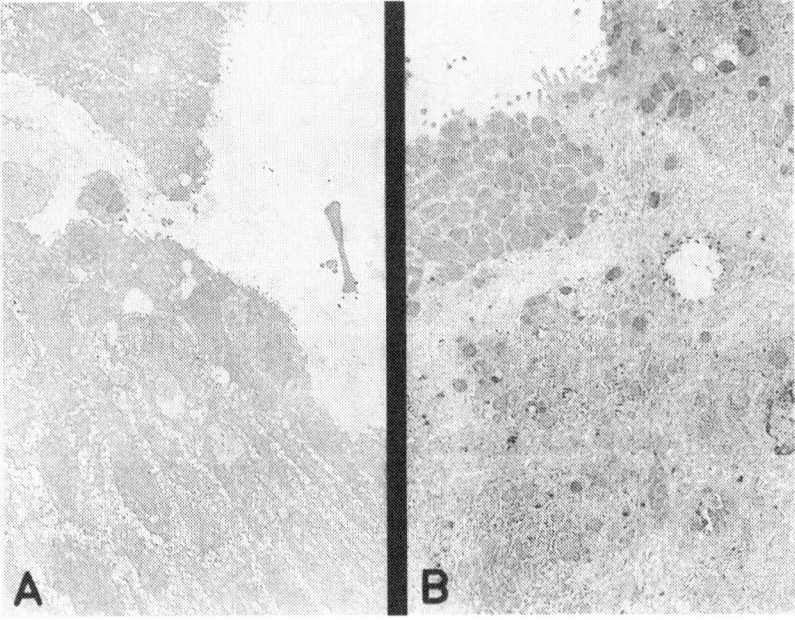

Fig. 5. A (MET, OM x 1100), il passaggio fra i due epiteli è caratterizzato dalla presenza di cellule infiammatorie e materiale amorfo, segno di necrosi cellulare. **B** (MET OM, x 3000), le cellule gastriche, ricche di granuli di muco, possiedono scarsi microvilli

La giunzione squamo-colonnare nell'esofago di Barrett

L'Esofago di Barrett, metaplasia colonnare dell'epitelio esofageo, si presenta con una trasposizione craniale dell'epitelio colonnare e può a buon diritto essere considerato un esempio di alterazione patologica della giunzione squamo-colonnare. Esso ha precise caratteristiche endoscopiche, istologiche ed ultrastrutturali [3].

Trier [16] è stato il primo a descrivere il quadro ultrastrutturale della metaplasia colonnare. Hage [17] e Levine [18, 19] hanno esteso le sue osservazioni fino ad identificare tre diversi stipiti cellulari alla superficie dell'epitelio colonnare:
1. Le cellule mucosecernenti superficiali (Fig. 6), che hanno aspetto simile alle cellule gastriche cardiali. Esse mostrano una superficie ricoperta da un sottile strato glicoproteico, che riveste microvilli corti e tozzi. Il core dei microvilli contiene fini microfilamenti disposti a formare alla loro base una zona di attacco citoplasmatica, ma incompleta rispetto alla analoga presente nelle cellule cardiali non metaplastiche. Le membrane cellulari presentano aree di giunzione laterale sia in superficie, le cosiddette giunzioni serrate, che in profondità, ove è possibile evidenziare la presen-

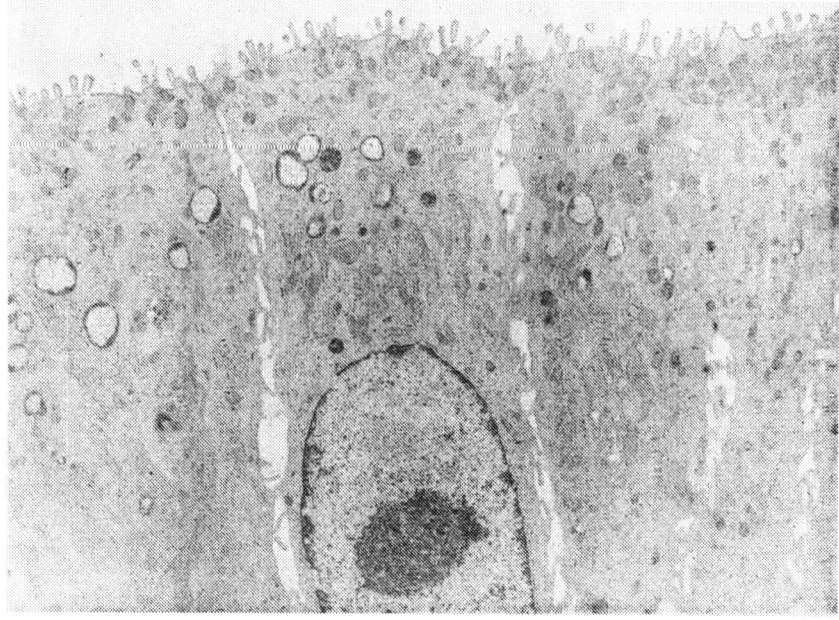

Fig. 6. (MET, OM x 3000), cellule mucosecernenti superficiali della mucosa colonnare di Barrett

za di materiale amorfo interposto. In tali sedi è possibile riconoscere la presenza di desmosomi, mentre in contatto con la membrana basale sono presenti emidesmosomi. Nel citoplasma più superficiale si riconoscono corpi sferici, granuli secretori e corpi multivescicolari. I mitocondri di forma rotondeggiante ed i ribosomi sono finemente dispersi nel citoplasma. Il reticolo endoplasmatico e l'apparato di Golgi sono disposti nella regione perinucleare.

2. Le cellule pseudoassorbenti (Fig. 7), sono caratterizzate da un minore contenuto di granuli secretori, ma hanno aggregati di glicogeno. I microvilli sono numerosi, alti e ben formati, ma le placche di attacco citoplasmatico sono poco e mal sviluppate. Vi è rispetto alle cellule mucosecernenti superficiali una relazione inversa fra sviluppo di microvilli e presenza di granuli secretori. L'apparato di Golgi è comunque ben sviluppato.

3. Le cellule caliciformi mucipare, che differiscono da quelle dei villi intestinali per l'aspetto disomogeneo dei granuli (Fig. 8) sono caratteristiche della metaplasia intestinale e definiscono l'epitelio specializzato, elemento predittivo della possibile evoluzione verso la displasia. La loro presenza è condizione necessaria per la diagnosi di Barrett a segmento breve.

Altri stipiti cellulari possono essere rintracciati più facilmente nella

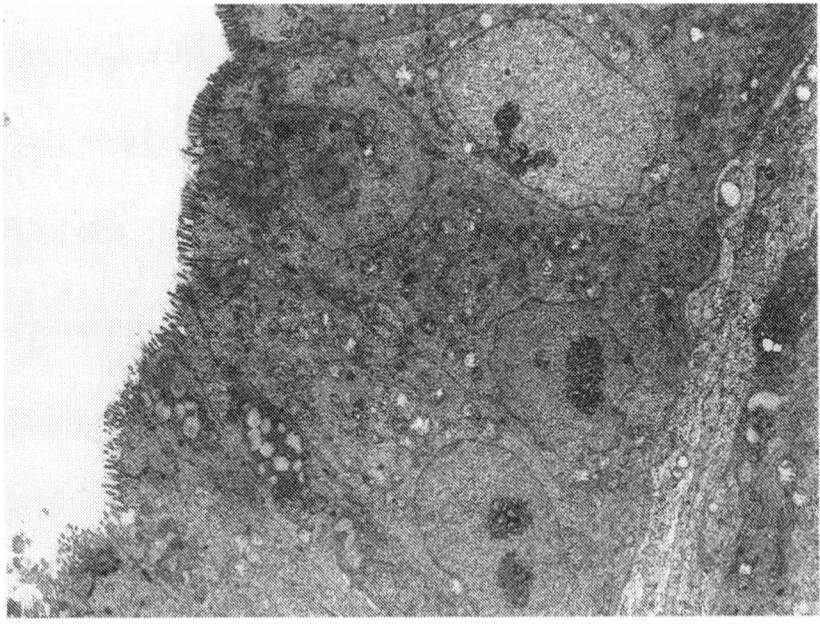

Fig. 7. (MET, OM x 2200), cellule pseudoassorbenti della mucosa di Barrett. Si noti lo scarso sviluppo dei granuli secretori in confronto a quelo dei microvilli superficiali

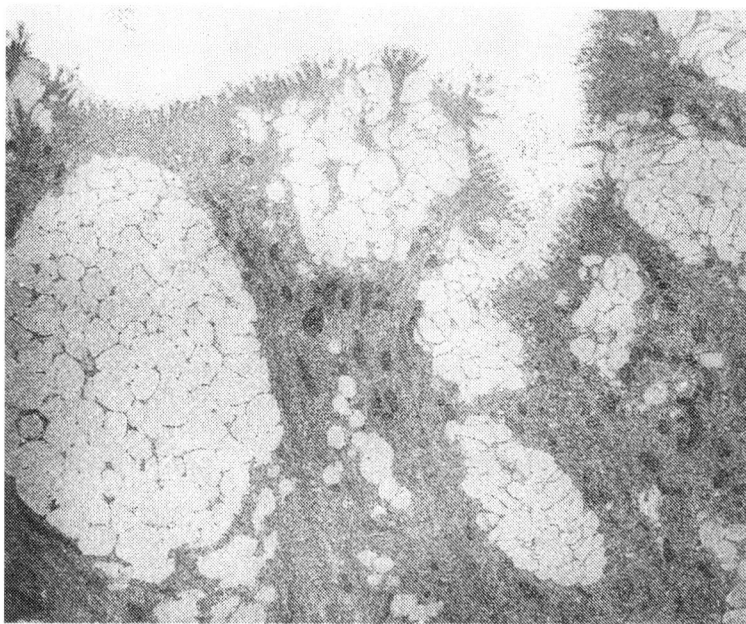

Fig. 8. (MET, OM x 2600), cellule caliciformi mucipare dell'epitelio metaplastico specializzato di tipo intestinale

profondità della mucosa, come le cellule intermedie, con caratteristiche sia delle cellule colonnari che di quelle caliciformi mucipare, e le cellule enterocromaffini che hanno le medesime caratteristiche di quelle, omologhe, dell'epitelio intestinale. La combinazione e la disposizione dei diversi stipiti cellulari rende conto dei tre tipi di metaplasia colonnare dell'esofago di Barrett: giunzionale, fundico, specializzato. Il Barrett breve e quello lungo non differiscono fra di loro per le alterazioni morfologiche delle cellule che vi sono rappresentate ma piuttosto per quelle evidenziabili a livello della giunzione squamo-colonnare.

La giunzione squamo-colonnare nell'esofago di Barrett a segmento breve

Alla microscopia elettronica a scansione le cellule esofagee hanno un aspetto tipico con micro e macropliche. Il passaggio alle cellule gastriche (Fig. 9) è brusco e netto, talora con un reperto di aree di necrosi. Le prime cellule colonnari sono pleiomorfe ma in genere con aspetto appiattito. E' possibile riscontrare qualche area di danno franco.

Alla microscopia elettronica a trasmissione (Fig. 10A) le cellule esofagee hanno nuclei tondeggianti e ben evidenti, il citoplasma è finemente disper-

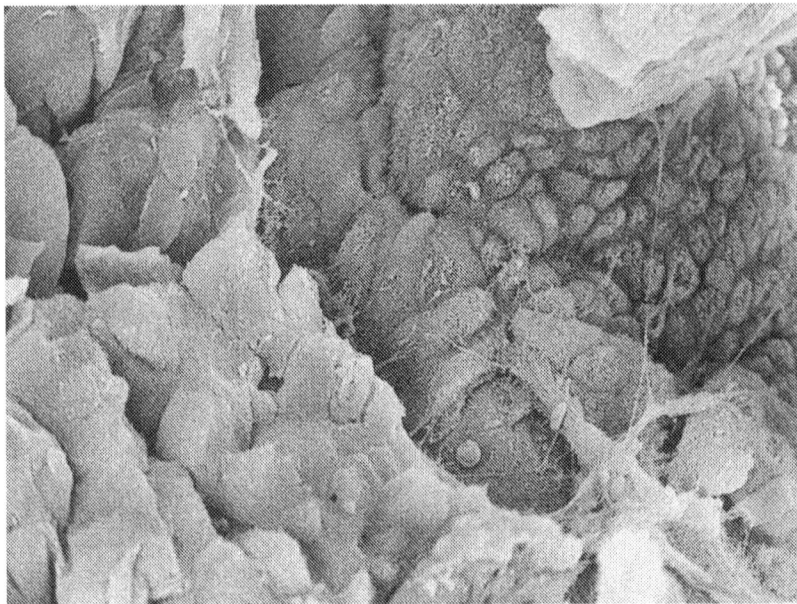

Fig. 9. (MES, OM x 2500), la giunzione squamo-colonnare del Barrett breve

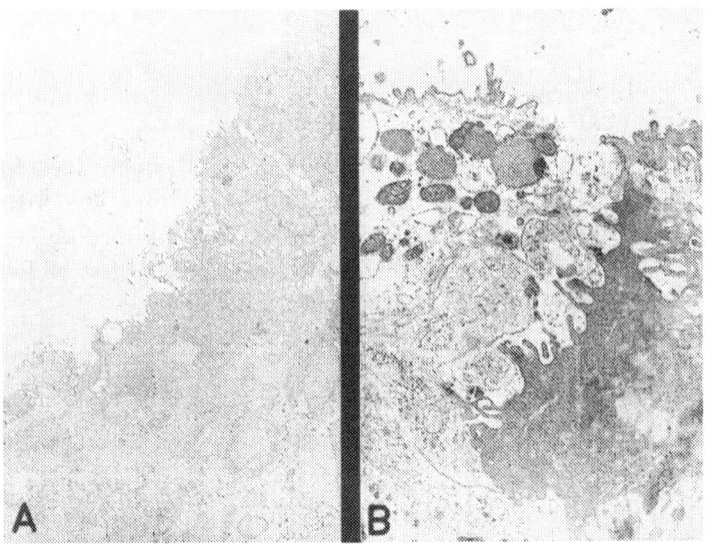

Fig. 10. A (MET, OM x 1100), il passaggio fra epitelio squamoso e colonnare presenta cellule infiammatorie e materiale necrotico. Le cellule colonnari poggiano su quelle esofagee. **B** (MET, OM x 7000), le cellule colonnari superficiali presentano il tipico sviluppo di granuli, con scarsi microvilli. Si noti la rarefazione del citoplasma, indice di sofferenza cellulare

so. La giunzione squamo-colonnare è frequentemente sede (60% dei casi) di una sovrapposizione dell'epitelio colonnare con quello squamoso. E' anche possibile riscontrare la presenza di cellule infiammatorie intrusive nell'area di congiunzione fra i due epiteli. Le cellule gastriche mostrano frequenti segni di necrobiosi. (Fig. 10B)

La giunzione squamo-colonnare nell'esofago di Barrett a segmento lungo

Alla microscopia elettronica a scansione, le caratteristiche della giunzione squamo-colonnare sono simili a quelle riscontrate nel Barrett breve (Fig.11), ma non sono mai state messe in evidenza aree di necrosi. Le cellule gastriche sono pleiomorfe, con segni di necrobiosi nel 60% dei casi.

Il quadro descritto viene confermato alla microscopia elettronica a trasmissione (Fig. 12): il passaggio alle cellule colonnari è sempre brusco e netto, senza interposizione di cellule infiammatorie e senza aree di necrosi. Questo sembra essere il quadro distintivo della giunzione nei due tipi di Barrett. Non è possibile riscontrare alcun tipo di sovrapposizione fra i due tipi di epitelio e i segni di necrobiosi sono scarsi o assenti.

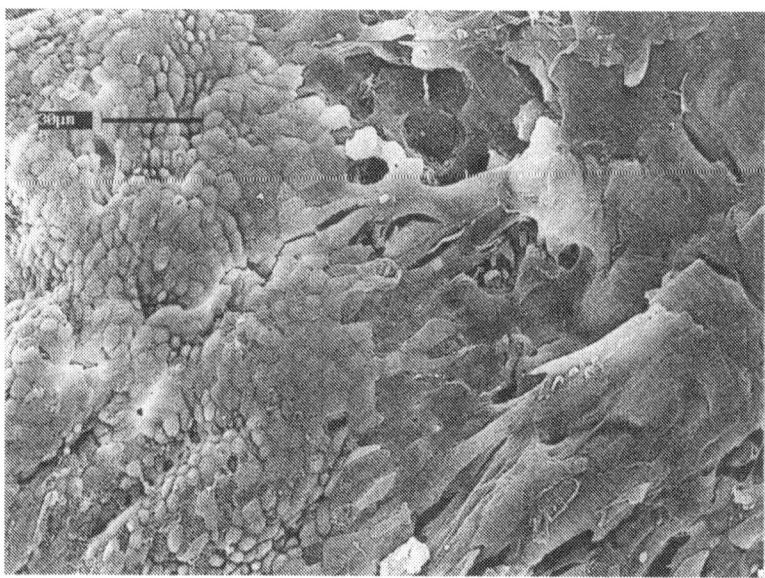

Fig. 11. (MET, OM x 1200), passaggio squamo-colonnare nel Barrett lungo. E' ben evidente il pleiomorfismo delle cellule della mucosa di Barrett a ridosso di quella esofagea squamosa

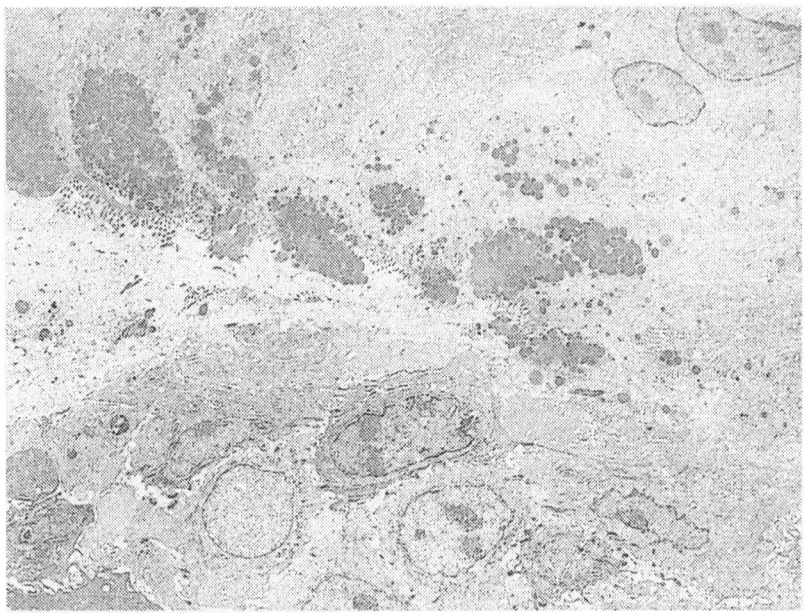

Fig. 12. (TEM, OM x 1200), passaggio squamo-colonnare nel Barrett lungo. Si noti l'assenza di cellule infiammatorie e detriti cellulari

Punti chiave

- La giunzione squamo-colonnare normale coincide con quella esofago-gastrica ed è caratterizzata alla microscopia elettronica da un passaggio netto e brusco, con presenza di detriti cellulari e cellule infiammatorie.

- Nell'esofago di Barrett, la giunzione squamo-colonnare non coincide con la giunzione esofago-gastrica, e presenta caratteristiche differenti nelle varietà a segmento breve e a segmento lungo.

- Nell'esofago di Barrett a segmento breve, il passaggio è netto, spesso con presenza di alterazioni infiammatorie, e l'epitelio colonnare ricopre quello squamoso con frequenza elevata.

- Nell'esofago di Barrett a segmento lungo, mancano le alterazioni di tipo infiammatorio e non sono stati riscontrati casi di sovrapposizione fra i due epiteli. Le due varianti del Barrett, a segmento breve e lungo, sembrano differire nella morfologia della giunzione squamo colonnare, in relazione alla ricchezza dei fenomeni infiammatori.

Bibliografia

1. Mc Clave SA, Boyce HW, Gottfried MR (1987) Early diagnosis of columnar lined esophagus: a new endoscopic diagnostic criterion. Gastrointest Endosc 33:413-416
2. Liebermann MD, Allgower M, Schmid P, Blum AL (1979) Muscular equivalent of the lower esophageal sphincter. Gastroenterology 76:31-38
3. Nandurkar S, Talley NJ (1999) Barrett's esophagus: the long and the short of it. Am J Gastroenterol 94:30-40
4. Barrett NR (1950) Chronic peptic ulcer of the oesophagus and oesophagitis. Brit J Surg 38:175-182
5. Drewitz DJ, Sampliner RE, Garewal HS (1997) The incidence of adenocarcinoma in Barrett's esophagus: a prospective study of 170 patients followed 4.8 years. Am J Gastroenterol 92:212-215
6. Skinner DB et al (1983) Barrett's esophagus: comparison of benign and malignant cases. Ann Surg 198:554-566
7. Reid BJ (1991) Barrett's esophagus and esophageal adenocarcinoma. Gastroenterol. Clin North Am 20:817-834
8. Spechler SJ, Zerogian JM, Antonioli DA et al (1994) Prevalence of metaplasia at the gastro-esophageal junction. Lancet 344:1533-1536
9. Hackelsberger A et al (1998) Intestinal metaplasia at the gastro-esophageal junction: Helicobacter pylori gastritis or gastro-esophageal reflux disease? Gut 43:17-21
10. Hirota WK et al (1999) Specialized intestinal metaplasia, dysplasia and cancer of the esophagus and esophagogastric junction: prevalence and clinical data. Gastroenterology 116:277-285
11. Hopwood D, Logan KR, Bouchier IAD (1978) The electron microscopy of normal human oesophageal epithelium. Virchows Arch B 26:345-358
12. Hopwood D, Milne G, Logan KR (1979) Electron microscopic changes in human oesophageal epithelium in oesophagitis. J Pathol 129:161-167
13. Ismail-Beigi F, Horton PF, Pope CE (1970) Histologic consequences of gastroesophageal reflux in man. Gastroenterology 58:163-174
14. Shields HM et al (1993) Detection by scanning electron microscopy of a distinctive esophageal surface cell at the junction of squamous and Barrett's epithelium. Dig Dis Sciences 38:97-108
15. Sawhney RA et al (1996) Morphological characterization of the squamocolumnar junction of the esophagus in patients with and without Barrett's epithelium. Dig Dis Sciences 41:1088-1098
16. Trier JS (1970) Morphology of the epithelium of the distal esophagus in patients with midesophageal peptic strictures. Gastroenterology 58:440-461
17. Hage E, Pedersen SE (1972) Morphological characteristic of the columnar epithelium lining the lower esophagus in patients with Barrett's syndrome. Virchows Arch A 357:219-232
18. Levine DS et al (1989) Specialized metaplastic columnar epithelium in Barrett's esophagus. Gastroenterology 96:418-432
19. Levine DS et al (1989) Correlation of ultrastructural aberrations with dysplasia and flow cytometric abnormalities in Barrett's epithelium. Gastroenterology 96:355-367
20. Goran D et al (1984) Esophageal dysplasia. Assessment by light microscopy and scanning electron microscopy. Gastroenterology 86:39-50
21. Cwikiel M et al (1993) Scanning electron microscopy of human esophageal mucosa in patients with carcinoma of the esophagus. Scanning Microsc 7:933-942

Analisi critica dei risultati a distanza dell'operazione di Nissen per la malattia da reflusso gastroesofageo

L. BONAVINA, L. ANTONIAZZI, R. INCARBONE, A. PERACCHIA

Introduzione

Intorno ai primi anni novanta, dopo un lungo periodo di quiescenza in parte legato all'entusiasmo per gli effetti a breve termine degli inibitori di pompa protonica, sono state rivisitate le indicazioni al trattamento chirurgico nei pazienti con malattia da reflusso gastroesofageo (MRGE). A ciò hanno contribuito in modo sostanziale alcuni fattori:
- l'accresciuta consapevolezza che la malattia da reflusso gastroesofageo è un'affezione cronica, la cui storia naturale non è stata modificata dalla terapia medica;
- la più matura e responsabile collaborazione tra chirurgo e gastroenterologo nella gestione del paziente;
- il rinnovato interesse dei chirurghi generali e toracici in questa patologia grazie allo sviluppo e alla diffusione delle tecniche laparoscopiche.

Nota storica

La chirurgia delle ernie diaframmatiche trans-iatali praticata fino al 1950 consisteva nella semplice riparazione anatomica dello hiatus esofageo per via toracotomica, in accordo con la dottrina prevalente dell'epoca che non attribuiva alcuna importanza al reflusso nella patogenesi dei sintomi e delle complicanze della malattia. La moderna chirurgia della malattia da reflusso gastroesofageo inizia nel 1955 quando Nissen descrisse la tecnica dell'intervento di plicatura del fondo gastrico intorno all'esofago distale (fundoplicatio) per via laparotomica che oggi porta il suo nome [1]. In realtà si trattò di una scoperta fortuita. Nissen aveva operato alcuni pazienti di resezione del cardias per carcinoma e si era reso conto che la plicatura dello stomaco trasposto intorno all'anastomosi proteggeva il paziente dalle temibili conseguenze del reflusso. Applicò dunque questa tecnica ai pazienti con ernia iatale e l'operazione da lui descritta divenne presto l'intervento di scelta in tutto il mondo per la sua semplicità ed efficacia [2]. L'avvento di una terapia farmacologia efficace nel controllo dei sintomi (H_2-bloccanti negli anni ottanta e inibitori di pompa protonica nei primi anni novanta) segnò una fase di stallo nel trattamento chirurgico della malattia. L'interesse e l'entusiasmo per la chirurgia ripresero nel 1991 quando Dallemagne dimostrò la fattibilità della fundoplicatio secondo Nissen per via laparoscopica [3]. In Italia, la moderna chirurgia antireflusso si è sviluppata negli anni '70 e '80 [4-7], mentre gli anni '90 hanno visto la rapida affermazione delle tecniche laparoscopiche [8, 9].

Premesse fisiopatologiche e tecniche

L'obiettivo primario della chirurgia antireflusso, indipendentemente dalla via di accesso utilizzata (addome aperto o laparoscopia), è quello di ripristinare l'efficienza meccanica della giunzione esofago-gastrica. La varietà delle tecniche proposte per il trattamento della MRGE riflette l'evoluzione che ha subito nel tempo questa chirurgia. La semplice sutura dei pilastri diaframmatici allo scopo di restringere la porta erniaria ha costituito in passato un vero intervento chirurgico con intenti curativi [10]; oggi, la iatoplastica è considerata solo una componente tecnica dell'intervento che ha come scopo quello di prevenire la dislocazione in torace della neo-giunzione esofago-gastrica. Nell'arco di alcuni decenni si è dunque passati da un indirizzo prevalentemente anatomico, diretto alla correzione dell'ernia, all'attuale chirurgia antireflusso di tipo funzionale.

La fundoplicatio secondo Nissen, che consiste nella plicatura a 360° del fondo gastrico intorno all'esofago distale (Fig. 1), ripristina la barriera anti-reflusso con un triplice meccanismo:
- la geometria della giunzione esofago-gastrica è ridisegnata grazie alla riduzione dell'ernia iatale e alla riconfigurazione dell'angolo di His [11];
- la pressione intragastrica trasmessa dal manicotto fundico all'esofago distale produce un significativo incremento pressorio nella zona che corrisponde allo sfintere esofageo inferiore [12];
- la distensibilità del cardias è limitata dalla plicatura gastrica e sono inibiti i rilasciamenti spontanei dello sfintere [13].

Da un punto di vista tecnico, per garantire il successo della fundoplicatio è necessario riportare in addome e senza tensione un segmento di esofago lungo almeno 5 cm [14, 15]. La plicatura deve essere confezionata intorno all'esofago distale e non sul cono gastrico. La resistenza al reflusso è funzione della lunghezza e del diametro interno del manicotto fundico. Per non

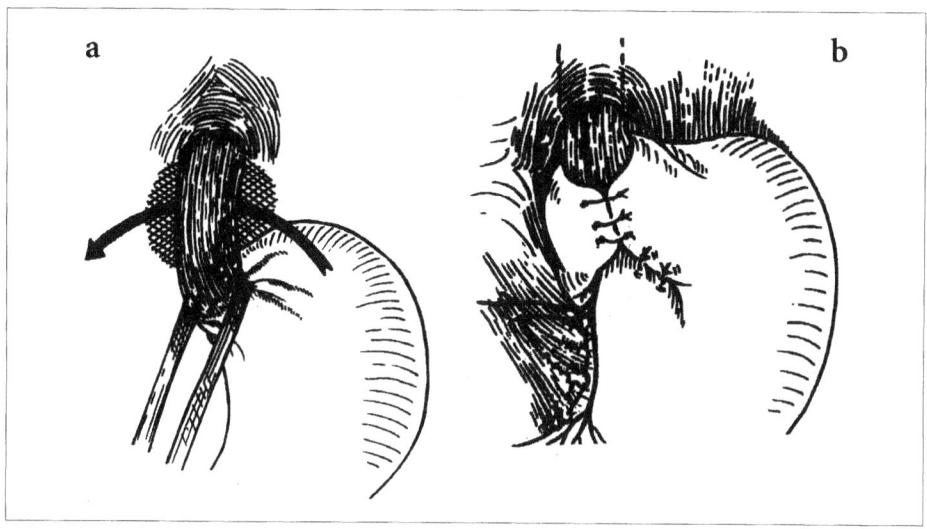

Fig. 1. Schema dell'intervento chirurgico di fundoplicatio secondo Nissen. **a** Viene ridotto in addome un adeguato segmento di esofago e creata la finestra retro-esofagea. **b** Il fondo gastrico è trasposto a 360 gradi intorno all'esofago distale e le due pliche sono suturate anteriormente per un tratto di circa 2 cm

incorrere nel rischio di disfagia la fundoplicatio dovrebbe essere simmetrica, corta (2 cm nel versante anteriore) e calibrata sulla guida di una sonda endoluminale [16, 17]. La manometria intra-operatoria non presenta vantaggi significativi rispetto alla calibrazione meccanica [18].

La tendenza attuale in chirurgia laparoscopica è quella di sezionare il legamento gastrofrenico e alcuni vasi gastrici brevi in modo da poter mobilizzare senza tensione il fondo gastrico e minimizzare così il rischio di disfagia persistente [19, 20]. Tuttavia, data la variabilità anatomica della regione cardiotuberositaria, è possibile confezionare una plastica geometricamente corretta e senza tensione anche non dividendo i vasi brevi se il fondo gastrico è compiacente [21]. Il rispetto dell'integrità dei nervi vaghi è essenziale durante l'atto chirurgico per ottenere un normale rilasciamento post-deglutitorio dello sfintere esofageo inferiore [22] e per non alterare la motilità della colecisti e lo svuotamento gastrico [23, 24].

La fundoplicatio ideale dovrebbe soddisfare i seguenti requisiti:
- eliminare i sintomi e le complicanze del reflusso;
- ripristinare una soddisfacente qualità di vita senza necessità di ulteriore terapia farmacologica;
- consentire l'eruttazione e il vomito;
- non determinare disfagia persistente di qualunque grado;
- garantire la normalizzazione dell'esposizione acida dell'esofago a lungo termine.

Selezione dei pazienti per l'intervento chirurgico

Prima dell'epoca laparoscopica, la chirurgia antireflusso era generalmente riservata a pazienti con esofagite grave o a quelli refrattari alla terapia medica. Il candidato ideale per una fundoplicatio laparoscopica è oggi il paziente con sintomi tipici di malattia (pirosi retrosternale, rigurgito acido), farmacodipendente e con abnorme esposizione acida dell'esofago documentata da una pH-metria delle 24 ore. Esiste un consenso crescente sull'opportunità di offrire l'opzione chirurgica a tutti i pazienti che necessitano di terapia farmacologa a lungo termine, soprattutto nei casi in cui sia richiesto un aumento della posologia del farmaco per controllare i sintomi. La scelta del trattamento chirurgico è particolarmente giustificata nei pazienti di età inferiore a 50 anni che non accettano una farmacodipendenza prolungata per ragioni psicologiche, sociali o economiche. Gli stessi criteri di indicazione all'intervento chirurgico valgono per i pazienti con esofago di Barrett, anche se è associata displasia lieve [25].

L'analisi univariata e multivariata dei fattori predittivi il successo dell'intervento ha identificato tre parametri statisticamente significativi: la presenza di sintomi tipici e l'abnorme esposizione acida dell'esofago espressa sia dalla percentuale totale di tempo con pH<4 nelle 24 ore che dal punteggio di DeMeester (Tab. 1). Il fatto che gli altri parametri considerati non siano predittivi dell'esito della fundoplicatio non esclude che possano essere utilizzati come indicatori di gravità o di rischio di progressione della malattia. L'assenza di risposta clinica al trattamento con alte dosi di inibitori di pompa protonica rappresenta un criterio predittivo di insuccesso della terapia chirurgica [26]; questi pazienti devono essere indagati con attenzione, anche sotto il profilo psicologico, per evidenziare la vera causa dei sintomi, ad esempio una sindrome da ipersensibilità viscerale [27].

I principali fattori predittivi la non risposta al trattamento medico e il rischio di progressione della malattia sono i seguenti [28-31]:
- reflusso di tipo notturno identificato con la pH-metria delle 24 ore;
- deficit meccanico dello sfintere esofageo inferiore (pressione basale <10 mmHg e/o lunghezza totale e addominale < 2 cm e <1 cm, rispettivamente);
- reflusso di tipo misto acido e biliopancreatico;
- presenza di esofagite.

Non esistono controindicazioni specifiche assolute all'intervento chirurgico di fundoplicatio secondo Nissen. Maggiori difficoltà, soprattutto nell'approccio laparoscopico, possono riscontrarsi nei pazienti che hanno già subito una laparotomia, in quelli con ipertrofia del lobo sinistro del fegato, quando è presente un'ernia iatale para-esofagea e negli obesi.

Tabella 1. Analisi univariata e multivariata dei fattori predittivi il risultato dell'intervento chirurgico di fundoplicatio secondo Nissen (Casistica del Centro per le Malattie e la Chirurgia dell'Esofago dell'Ospedale Maggiore di Milano)

Variabile	Successo	Insuccesso	Predittività	Odds Ratio (I.C. 95%)
Sintomi			Si	
Tipici	83	12		1.35 (0.15-11.85)
Atipici	20	3		—
% tempo pH<4			Si	
Anormale	55	5		3.14 (0.43-22.83)
Normale	7	2		—
Punteggio DeMeester			Si	
Anormale	50	4		4.16 (1.1 -26.08)
Normale	6	2		—
Pressione S.E.I.			No	
Ipotonia	48	7		1.05 (0.43-2.54)
Normale	26	4		—
Ernia iatale			No	
Si	42	3		1.2 (0.43-3.30)
No	51	7		—
Sesso			No	
M	59	5		1.2 (0.31-4.39)
F	49	5		—
Esofagite erosiva			No	
Si	30	6		1.08 (0.33-3.45)
No	37	8		—
BMI			No	
19-25	40	6		0.77 (0.11-5.18)
25-38	43	5		—
>35	0	0		—

Scelta della tecnica chirurgica

Per molti anni, il confronto delle tecniche chirurgiche per il trattamento della MRGE si è basato su criteri soggettivi, opinioni di scuola e studi retrospettivi. La superiorità dell'intervento di Nissen nel controllo del reflusso è stata obiettivamente dimostrata da DeMeester in uno studio randomizzato che confrontava questa tecnica con la Belsey Mark IV (fundoplicatio parziale) e la Hill (gastropessi al legamento arcuato mediano) [32]. Anche rispetto alla fundoplicatio parziale di Toupet, la Nissen assicura un maggiore incremento della pressione e della lunghezza intra-addominale dello sfintere esofageo inferiore (SEI) e un miglior controllo del reflusso gastroesofageo [33]. Per la sua efficacia e semplicità di esecuzione l'intervento di Nissen ha guadagnato larghi consensi tra i chirurghi di tutto il mondo. La tecnica originale ha tuttavia subìto nel tempo numerose modifiche nell'intento di ridurre l'incidenza di complicanze e di effetti collaterali attribuiti a questo intervento, in particolare la disfagia [16, 17, 34].

La tecnica di Toupet trova ancor oggi molti sostenitori, soprattutto in Europa. I dati della letteratura indicano tuttavia che, pur essendo l'efficacia a breve termine paragonabile a quella della Nissen [35], si verifica nel tempo un progressivo deterioramento dei risultati clinici e funzionali [36, 37]. L'indicazione a questo intervento dovrebbe pertanto essere riservata a pazienti con malattia da reflusso di entità moderata e/o con un grave deficit della peristalsi esofagea nei quali una fundoplicatio totale può determinare un effetto ostruttivo sul transito.

Risultati della fundoplicatio di Nissen

Gli interventi di fundoplicatio correntemente eseguiti in centri specialistici comportano una mortalità irrilevante e una morbilità inferiore al 10%. Il tasso di conversione dall'approccio laparoscopico a quello aperto dipende dalla fase della curva di apprendimento del chirurgo ma è generalmente inferiore al 5% [38]. Tra le complicanze intra-operatorie sono da segnalare le lesioni spleniche e le perforazioni esofagee [39]. Queste ultime, se misconosciute, possono esitare in una fistola e nella formazione di un ascesso subfrenico. Tra le complicanze post-operatorie generiche sono da segnalare quelle respiratorie e la trombosi venosa profonda. Uno studio multicentrico italiano, condotto per conto della SICE (Società Italiana Chirurgia Endoscopica) in una casistica di 621 pazienti operati di fundoplicatio laparoscopica con un follow-up mediano di 6 mesi, ha evidenziato un tasso di conversione del 2.9%, una durata mediana dell'intervento di 100 minuti, una morbilità postoperatoria del 7.3% e una durata media di ospedalizzazione di 4 giorni [40].

Per quanto riguarda i risultati a distanza, la percentuale di successo clinico della fundoplicatio di Nissen è superiore al 90% [17, 41]. Gli studi funzionali postoperatori dimostrano l'efficacia dell'intervento laparoscopico nel ripristinare le caratteristiche meccaniche dello sfintere esofageo inferiore e nel normalizzare l'esposizione esofagea all'acido in un follow-up di 1-3 anni [42-45] (Tab. 2), in analogia a quanto era stato osservato con un più lungo follow-up in epoca di chirurgia aperta. In termini di qualità della vita, è stato dimostrato con l'uso di questionari mirati (SF-36) che la fundoplicatio di Nissen per via laparoscopica migliora significativamente una serie di dimensioni vitali in grado di descrivere aspetti della salute così come percepita dal paziente [46].

Tabella 2. Effetti dell'intervento di Nissen per via laparoscopica sull'esposizione acida dell'esofago

Autori	Anno	Pazienti con pH-metria 24 ore post-operatoria normale	F/U (mesi)
Hinder [44]	1994	21/24 (87%)	3-12
Hunter [42]	1996	49/54 (91%)	12
Peters [43]	1998	26/28 (93%)	21
Watson [45]	1999	42/48 (87%)	3

Una disfagia temporanea è frequente dopo intervento di Nissen per via laparoscopica ma si risolve generalmente entro 3 mesi con l'adozione di una dieta semiliquida e raccomandando al paziente di assumere piccoli boli e di masticare accuratamente. Una disfagia persistente è riportata nel 2-10% dei pazienti e riconosce solitamente una causa tecnica (stenosi dei pilastri diaframmatici, fundoplicatio stretta o malruotata) che richiede il reintervento. La dilatazione endoscopica del cardias è generalmente inefficace in questi casi [47, 48].

Dall'analisi delle maggiori casistiche pubblicate emerge che la causa più frequente di insuccesso dopo intervento di Nissen per via laparoscopica è l'ernia iatale recidiva con fundoplicatio intatta o parzialmente disfatta. La ragione di tale complicanza potrebbe essere un esofago corto, un'insufficiente mobilizzazione dell'esofago distale o il cedimento della sutura dei pilastri diaframmatici. Nella maggior parte dei casi si tratta di complicanze legate ad una scarsa qualità "tecnica" dell'intervento chirurgico. Sono stati tuttavia chiamati in causa altri due fattori: la ridotta tendenza alla formazione di aderenze viscerali dopo laparoscopia e lo stress diaframmatico dovuto ad eccessivi sforzi fisici e all'azione del torchio addominale nel periodo post-operatorio precoce [49]. Il rinforzo dei pilastri diaframmatici mediante l'uso di protesi sintetiche [50] analoghe a quelle utilizzate per la ricostruzione "senza tensione" del canale inguinale non ha finora riscosso molti consensi in considerazione del rischio di erosione viscerale.

Il successo a lungo termine della chirurgia antireflusso è basato su un'accurata selezione dei pazienti e su una tecnica chirurgica meticolosa. Per esempio, i risultati dell'intervento sono meno costanti in pazienti con sintomi "atipici" (asma bronchiale, tosse, etc) [26, 41, 51, 52] (Tab. 3). Un altro fattore da non sottovalutare è la capacità tecnica del chirurgo. Uno studio multicentrico condotto in 8 ospedali americani ha valutato l'efficacia della Nissen e l'aderenza (compliance) dei chirurghi a una serie di principi tecnici sui quali era stato stabilito un consenso. La percentuale di successo clinico è stata del 93% e l'aderenza superiore al 90% per 7 dei 10 accorgimenti di

Tabella 3. Effetti dell'intervento di Nissen per via laparoscopica sui sintomi della malattia da reflusso gastroesofageo

Autore	Anno	Remissione sintomi tipici (%)	Remissione sintomi atipici (%)	F/U (mesi)
Hunter [42]	1996	97	86	12
So [51]	1998	93	56	12
Allen [52]	1998	93	83	6
Campos [26]	1999	92	67	15

tecnica proposti da un chirurgo esperto che coordinava lo studio [53]. La fundoplicatio di Nissen è quindi un intervento che ben si presta ad essere insegnato, i cui risultati sono riproducibili e che può essere eseguito da chirurghi di abilità media a condizione che siano rispettati i principi tecnici per i quali esista un'evidenza sperimentale e clinica di efficacia.

Confronto tra intervento laparoscopico, intervento tradizionale e terapia medica

Esiste un ampio consenso sul fatto che i risultati clinici e funzionali a breve-medio termine dell'intervento di Nissen per via laparoscopica siano del tutto paragonabili a quelli finora ottenuti con l'approccio tradizionale [54-58]. Per poter garantire tali risultati è tuttavia necessario che il chirurgo abbia superato la curva di apprendimento e sia accreditato in chirurgia laparoscopica avanzata. Sia dalla letteratura [59, 60] che dalle linee-guida emanate dalle principali Società Scientifiche internazionali (EAES, SAGES) emerge che il volume operatorio minimo che certifica l'efficienza del chirurgo è di 30-50 interventi effettuati come primo operatore. Il volume operatorio dovrebbe poi attestarsi intorno ai 10 interventi per anno. La supervisione da parte di un esperto è raccomandabile durante i primi 20 interventi [61, 63].

Rispetto alla chirurgia tradizionale, la laparoscopia presenta il vantaggio di salvaguardare l'estetica e la funzionalità della parete addominale e di ridurre il dolore e la degenza post-operatoria. È stato dimostrato inoltre che anche la risposta immunitaria sistemica è minore rispetto alla chirurgia tradizionale [64]. La riduzione della degenza post-operatoria e l'utilizzo di materiale pluriuso in chirurgia laparoscopica consente la riduzione dei costi diretti [65, 66]. In alcuni studi è stato inoltre evidenziato un più precoce ritorno all'attività lavorativa che si traduce in una significativa riduzione dei costi indiretti [67, 68]. Un ulteriore vantaggio della chirurgia mini-invasiva è dato dall'assenza di complicanze parietali a distanza (laparocele).

Uno studio randomizzato multicentrico olandese ha confrontato l'approccio laparoscopico e quello tradizionale per l'intervento di Nissen [69]. Nei 103 pazienti arruolati, se si escludono le complicanze intra- e postoperatorie immediate, si sono verificati 12 eventi avversi (11 dei quali nel gruppo laparoscopico, in 7 casi disfagia persistente >3 mesi) che hanno portato alla decisione di interrompere il trial (rischio relativo 8.8, I.C. al 95% 1.2-66.3). I limiti di questo studio sono tuttavia evidenti: dei nove centri partecipanti, solo uno aveva fornito 54 pazienti. Tutti gli altri centri avevano contribuito con meno di 10 casi e tre ospedali avevano addirittura fornito solo 3 casi!

Tre analisi costo-utilità che hanno confrontato la fundoplicatio laparoscopica con la terapia farmacologica a lungo termine hanno dimostrato che il costo della terapia chirurgica, con tecnica aperta o laparoscopica, è inferiore. Anche nei pazienti di sesso maschile di età compresa tra 65 e 69 anni il costo della terapia con inibitori di pompa protonica (omeprazolo 20-40 mg/die) è superiore a quello dell'intervento chirurgico [70, 71]. Nello studio olandese è stato dimostrato che mentre la fundoplicatio per via aperta diviene più vantaggiosa rispetto alla terapia con omeprazolo dopo 4 anni, lo stesso intervento effettuato per via laparoscopica raggiunge il punto di pareggio (break-even-point) dopo soli 17 mesi [72].

Chirurgia antireflusso nella stenosi peptica

Questa complicanza della MRGE è certamente più rara rispetto al passato. Grazie al miglioramento delle tecniche di dilatazione endoscopica è oggi possibile un trattamento combinato endoscopico-chirurgico nella maggior parte dei casi. Un ciclo di dilatazioni progressive associato a terapia con inibitori di pompa protonica a dosi massimali precede sempre l'intervento di fundoplicatio. La migliore risposta a questo trattamento conservativo è prevedibile in pazienti con stenosi corta, fibrosi localizzata alla sottomucosa e assenza di alterazioni primitive o secondarie della motilità esofagea [73]. Se attuata in una fase precoce della malattia, la chirurgia antireflusso migliora la qualità di vita del paziente con stenosi peptica riducendo la necessità di dilatazione esofagea nel tempo ed eliminando la farmacodipendenza [74].

Il tasso di insuccesso globale degli interventi di fundoplicatio per stenosi peptica è circa doppio rispetto a quello che si osserva in pazienti con MRGE non complicata. Una delle cause di fallimento è l'insufficiente mobilizzazione del cardias e l'esecuzione della plastica sul cono gastrico invece che intorno all'esofago distale. La maggiore incidenza di recidive post-operatorie di reflusso gastroesofageo può anche essere legata ad un'eccessiva tensione longitudinale dell'esofago secondaria a brachiesofago, una condizione che predispone all'erniazione mediastinica della fundoplicatio [75]. La gastroplastica secondo Collis rappresenta una ragionevole opzione tecnica nei pazienti in cui non sia possibile riposizionare il cardias in addome senza tensione. L'uso delle suturatrici meccaniche ha notevolmente semplificato la tecnica chirurgica. L'intervento, praticabile anche per via laparoscopica [76], consiste nel confezionamento di un tubulo gastrico sul versante della piccola curvatura in continuità con l'esofago distale e nella successiva plicatura del fondo. Le indicazioni a questo intervento sono però eccezionali; i risultati ne confermano l'efficacia clinica anche se nel 20-50% dei pazienti persiste un'abnorme esposizione esofagea all'acido e il transito esofageo appare rallentato [77, 78].

Chirurgia antireflusso nell'esofago di Barrett

È noto che l'esofago di Barrett è una condizione predisponente lo sviluppo dell'adenocarcinoma esofageo, attraverso la sequenza cardite-metaplasia intestinale-displasia, soprattutto in presenza di un reflusso misto duodenogastroesofageo [79]. Un recente studio scandinavo ha tuttavia evidenziato che il reflusso gastroesofageo è un fattore di rischio neoplastico indipendente dall'esofago di Barrett (odds ratio 7.7) e che questo rischio aumenta nei pazienti trattati a lungo termine con farmaci antisecretivi [80]. Considerato il significativo aumento dei casi di adenocarcinoma esofageo nei paesi occidentali verificatosi nell'ultimo decennio [81, 82], è ovvio che la terapia del reflusso gastroesofageo e dell'esofago di Barrett occupi oggi un posto di rilievo. I risultati della fundoplicatio di Nissen in pazienti con esofago di Barrett non complicato sono sovrapponibili, sia dal punto di vista clinico che funzionale, a quelli che si osservano nei pazienti senza metaplasia intestinale [83].

Gli studi finora pubblicati suggeriscono che la normalizzazione del pH endo-esofageo con dosi elevate di inibitori di pompa protonica non è sufficiente a ottenere la regressione dell'epitelio metaplasico [84]. L'effetto della chirurgia antireflusso, in particolare della fundoplicatio di Nissen, sembra essere consistente (73% di successo) solo nei pazienti con metaplasia intestinale limitata al cardias [85]. Anche se sono riportati casi di regressione o di scomparsa di segmenti lunghi di metaplasia, è possibile che questa persista al di sotto dell'epitelio squamoso neo-formato [86].

Per quanto concerne l'aspetto della progressione dell'esofago di Barrett dopo trattamento, Ortiz [87] e Katz [88] e hanno riportato che l'incidenza di displasia è minore nei pazienti trattati chirurgicamente rispetto a quelli in terapia medica. È stato inoltre riscontrato che la displasia lieve può regredire dopo fundoplicatio di Nissen [89]. Peraltro, i pochi casi descritti in letteratura di adenocarcinoma insorto nei mesi immediatamente successivi alla fundoplicatio non rappresentano progressione della malattia ma si tratta piuttosto di pazienti nei quali l'instabilità genomica era già conclamata all'epoca dell'intervento [90].

È stato ipotizzato che l'ablazione endoscopica con energia termica combinata con il trattamento chirurgico antireflusso possa eradicare la metaplasia, annullando così il rischio di cancro in questi pazienti. In alcuni studi pilota è stata osservata la più o meno completa eradicazione dell'epitelio metaplasico con ripetute sessioni di trattamento [91, 92], ma non esistono ancora dati sufficienti per valutare l'efficacia e il rapporto costo-beneficio dell'ablazione endoscopica. Anche se l'utilizzo della coagulazione con Argon Plasma appare promettente [93], la validità di questo approccio deve essere testata in studi prospettici. La presenza di metaplasia intestinale residua sottominante l'epitelio squamoso neo-formato nel 7%-47% dei casi indica che le metodiche di ablazione devono essere perfezionate; è pertanto necessario un attento follow-up di questi pazienti per non sottovalutare la possibile comparsa di un adenocarcinoma e non ritardarne la diagnosi [94].

Chirurgia basata sull'evidenza?

La credibilità dei risultati della chirurgia nel trattamento della MRGE è stata spesso messa in discussione per la mancanza di studi randomizzati e di "evidenza scientifica". In realtà le cose sono cambiate nel corso dell'ultimo decennio proprio in coincidenza con l'avvento della chirurgia laparoscopica. Da una Consensus Conference sulla chirurgia laparoscopica del reflusso gastroesofageo organizzata dalla European Association for Endoscopic Surgery nel 1996 era già emersa la superiorità dell'approccio laparoscopico rispetto alla chirurgia tradizionale, anche se il documento di consenso era basato su studi con basso livello di evidenza [57]. Da allora sono apparsi in letteratura almeno 6 studi randomizzati (grado di evidenza I) che confrontano i risultati della fundoplicatio parziale e totale, della chirurgia aperta e laparoscopica, e alcuni aspetti di tecnica chirurgica come la divisione o no dei vasi gastrici brevi [63]. Tuttavia, anche se la rivoluzione culturale determinata dalla Evidence-Based Medicine avrà in futuro un sempre maggior impatto sulle scelte terapeutiche, bisogna riconoscere che non sempre è possibile condurre studi randomizzati in ambito chirurgico. Le difficoltà pratiche sono notevoli: una tecnica chirurgica richiede sempre una curva di apprendimento e anche quando questa sia stata superata il livello di abilità tecnica dei singoli operatori rimane ampiamente variabile. Secondo alcune stime, non più del 40% dei trattamenti chirurgici può essere soggetto a studi randomizzati in condizioni ideali [95]. L'obiettivo più realistico è pertanto quello di migliorare la qualità degli studi non randomizzati (grado di evidenza II) perfezionando la metodologia di valutazione dei risultati e utilizzando indicatori che non siano solo i sintomi o i dati fisiologici per giudicare l'esito di un intervento chirurgico [96, 97]. In altre parole, in un epoca di risorse limitate per la sanità, bisogna pensare non soltanto in termini di efficacia ma di rapporto costo-beneficio. Parametri come il QALY (Quality Adjusted Life Years) forniscono la misura del beneficio che il paziente attribuisce alla durata e alla qualità della propria vita e saranno sempre più utilizzati anche dalle compagnie assicurative per calcolare il rimborso delle prestazioni sanitarie.

Conclusioni

La diffusione delle tecniche laparoscopiche ha dato un forte impulso alla chirurgia antireflusso in considerazione del maggior gradimento del paziente rispetto alla laparotomia e del favorevole impatto sui costi sanitari e sociali rispetto alla terapia farmacologica "sine die". Se le indicazioni all'intervento chirurgico sono rispettate e il chirurgo è esperto [98], la percentuale di successo a lungo termine della fundoplicatio di Nissen nel controllo dei sintomi e del reflusso è superiore al 90%. L'unico effetto collaterale significativo è una modesta disfagia che si risolve con semplici accorgimenti dietetici entro i primi tre mesi post-operatori. Nell'attesa di uno studio randomizzato che confronti la chirurgia laparoscopica con gli inibitori di pompa protonica a lungo termine [99], è lecito affermare che l'intervento di Nissen rappresenta oggi una efficace alternativa alla terapia medica soprattutto nel paziente giovane, farmacodipendente e a rischio di sviluppare metaplasia intestinale dell'epitelio esofageo.

Con gli sviluppi della robotica, la chirurgia laparoscopica del reflusso gastroesofageo si appresta ad entrare in una nuova dimensione e a varcare nuovi traguardi [100]. Le novità più importanti in futuro sono tuttavia attese nell'ambito della biologia molecolare che, attraverso la maggiore conoscenza della storia naturale della MRGE e dell'esofago di Barrett, sarà forse in grado di orientare in modo più razionale le nostre scelte terapeutiche.

Punti chiave

- La malattia da reflusso gastroesofageo è un'affezione a carattere cronico-recidivante, la cui storia naturale non è stata finora modificata dalla terapia farmacologica.

- *Conditio sine qua non* per il successo clinico dell'operazione di Nissen è che le indicazioni all'intervento siano rispettate e il chirurgo sia esperto.

- I risultati clinici e funzionali della chirurgia laparoscopica sono sovrapponibili a quelli della chirurgia aperta tradizionale; i vantaggi dell'approccio mini-invasivo consistono nella significativa riduzione del dolore e della degenza post-operatoria, nel minimo danno estetico e nell'assenza di complicanze parietali a distanza (laparocele).

- L'ipotesi che l'ablazione mucosa per via endoscopica associata alla fundoplicatio possa arrestare la progressione dell'esofago di Barrett verso la displasia e l'adenocarcinoma deve ancora essere verificata in studi prospettici.

Bibliografia

1. Nissen R (1956) Eine einfache Operation zur Beinflussung der Refluxoesophagitis. Schweiz Med Wochenschr 86:590-592
2. Liebermann Meffert D, Stein H (1999) Rudolf Nissen and the world revolution of fundoplication. Quality Medical Publishing Inc, St. Louis
3. Dallemagne B, Weerts J, Jehaes C, Markiewicz S, Lombard R (1991) Laparoscopic Nissen fundoplication: preliminary report. Surg Laparosc Endosc Percutan Tech 1:138-143
4. Basile A, Romeo G, Cirino E (1974) Le esofagiti da reflusso. Piccin, Padova,
5. Cordiano C, Querci Della Rovere G (1976) L'incontinenza cardiale. Piccin, Padova
6. Stipa S, Belsey R (1980) La chirurgia dell'esofago. Piccin, Padova
7. Peracchia A, Bonavina L (1989) La malattia da reflusso gastroesofageo. Piccin, Padova
8. Peracchia A, Bonavina L, Bardini R, Ruol A (1992) Attuali possibilità e limiti della chirurgia mini-invasiva in chirurgia esofagea. Arch Atti Soc Ital Chir 1:248-255
9. Bianchi Porro G, Bonavina L, Pace F, Peracchia A (1997) Reflusso gastroesofageo. Fisiopatologia, clinica e terapia. Piccin, Padova
10. Allison P (1951) Reflux esophagitis, sliding hiatus hernia, and the anatomy of the repair. Surg Gyn Obst, 92:419-422
11. Little A (1992) Mechanism of action of antireflux surgery: theory and fact. World J Surg 16:320-325

12. DeMeester T, Wernly J, Bryant G, Little A, Skinner D (1979) Clinical and in vitro analysis of determinants of gastroesophageal competence. A study of the principles of antireflux surgery. Am J Surg 137:39-46
13. Ireland A, Holloway R, Toouli J, Dent J (1993) Mechanisms underlying the antireflux action of fundoplication. Gut 34:303-308
14. Belsey R (1987) Personal reflections on standard antireflux procedures. In: DeMeester T, Matthews H (eds) International trends in general thoracic surgery, Vol. 3 Mosby, St. Louis, pp 139-143
15. Bonavina L et al (1986) Length of the distal esophageal sphincter and competency of the cardia. Am J Surg 151:25-34
16. Donahue P, Samelson S, Nyhus L (1985) The floppy Nissen fundoplication. Effective long-term control of pathologic reflux. Arch Surg 120:663-668
17. DeMeester T, Bonavina L, Albertucci M (1986) Nissen fundoplication for gastroesophageal reflux disease. Evaluation of primary repair in 100 consecutive patients. Ann Surg 204:9-20
18. Bonavina L, Anselmino M, Baessato M, Bardini R, Peracchia A (1990) Nissen fundoplication: intraoperative manometry or mechanical calibration? Dig Surg 7:196-200
19. Hunter J, Swanstrom L, Waring P (1996) Dysphagia after laparoscopic antireflux surgery. The impact of operative technique. Ann Surg 224:51-57
20. Patti M et al (1998) An analysis of operations for gastroesophageal reflux disease. Identifying the important technical elements. Arch Surg 133:600-607
21. Wald H, Polk H (1983) Anatomical variations in hiatal and upper gastric areas and their relationship to difficulties experienced in operations for reflux esophagitis. Ann Surg 197:389-392
22. Lind J, Duthie H, Schlegel J, Code C (1961) Motility of the gastric fundus. Am J Physiol 201:197-202
23. Peracchia A, Bonavina L, Borsato N, De Vido L, Ferlin G (1989) Effects of fundoplication on gastric emptying. Ital J Gastroenterol Hepatol 21:213-215
24. Jamieson G, Maddern G, Myers J (1991) Gastric emptying after fundoplication with and without proximal gastric vagotomy. Arch Surg 126:1414-1417
25. DeMeester S, DeMeester T (2000) Columnar mucosa and intestinal metaplasia of the esophagus. Fifty years of controversy. Ann Surg 231:303-321
26. Campos G et al (1999) Multivariate analysis of factors predicting outcome after laparoscopic Nissen fundoplication. J Gastrointest Surg 3:292-300
27. Shi G, Bruley de Varannes S, Scarpignato C, Le Rhun M, Galmiche J (1995) Reflux-related symptoms in patients with normal oesophageal exposure to acid. Gut 37:457-464
28. Bonavina L et al (1991) Relationship of gastroesophageal reflux and upper digestive symptoms in patients with non-ulcer dyspepsia. In: Di Mario F et al (eds) Non-ulcer dispepsia, Piccin, Padova, pp 29-36
29. Kuster E et al (1994) Predictive factors of the long-term outcome in gastro-oesophageal reflux disease: six year follow up of 107 patients. Gut 35:8-14
30. Monnier P, Ollyo J, Fontolliet C, Savary M (1995) Epidemiology and natural history of reflux esophagitis. Semin Laparosc Surg 2:2-9
31. Costantini M et al (1996) The role of a defective lower esophageal sphincter in the clinical outcome of treatment for gastroesophageal reflux disease. Arch Surg 131:655-659
32. DeMeester T, Johnson L, Kent A (1974) Evaluation of current operations for the prevention of gastroesophageal reflux. Ann Surg 180:511-525
33. Segol P, Hay J, Pottier D (1989) Traitement chirurgical du reflux gastro-oesophagien: quelle intervention choisir: Nissen, Toupet ou Lortat-Jacob? Essai multicentrique par tirage à sort de l' AURC. Gastroenterol Clin Biol 13:873-878
34. Rossetti M, Hell K (1977) Fundoplication for the treatment of gastroesophageal reflux in hiatal hernia. World J Surg 1: 439-444

35. Lundell L, Abrahamsson H, Ruth M, Sandberg N, Olbe L (1991) Lower esophageal sphincter characteristics and esophageal acid exposure following partial or 360° fundoplication: results of a prospective randomized clinical study. World J Surg 15:115-121
36. Galmiche J et al (1983) Traitement du reflux gastro-oesophagien acide par hémifundoplicature postérieure. Résultats cliniques et pHmetriques. Gastroenterol Clin Biol 7:385-389
37. Horvath K, Jobe B, Herron D, Swanstrom L (1999) Laparoscopic Toupet fundoplication is an inadequate procedure for patients with severe reflux disease. J Gastrointest Surg 3:583-591
38. Champault G, Barrat C, Cueto Rozon R, Rizk N, Catheline J (1999) The effect of the learning curve on the outcome of laparoscopic treatment for gastroesophageal reflux. Surg Laparosc Endosc Percutan Tech 9:375-381
39. Schauer P et al (1996) Mechanisms of gastric and esophageal perforations during laparoscopic Nissen fundoplication. Ann Surg 1:43-52
40. Zaninotto G et al (2000) A prospective multicenter study on laparoscopic treatment of gastroesophageal reflux disease in Italy. Type of surgery, conversions, complications, and early results. Surg Endosc, 14:282-288
41. Bonavina L, Peracchia A (1995) La moderna chirurgia del reflusso gastroesofageo: metodi, controversie, risultati. In: G Bianchi Porro e F Pace (eds) Argomenti di Patologia Esofagea, vol. 1, Springer Verlag Italia, Milano, pp 39-50
42. Hunter J, Trus T, Branum G, Waring P, Wood W(1996) A physiologic approach to laparoscopic fundoplication for gastroesophageal reflux disease. Ann Surg 6:673-687
43. Peters J et al (1998) The treatment of gastroesophageal reflux disease with laparoscopic Nissen fundoplication. Prospective evaluation of 100 patients with "typical" symptoms. Ann Surg 228:40-50
44. Hinder R, Filipi C, Wetscher G, Neary P, DeMeester T, Perdikis G (1994) Laparoscopic Nissen fundoplication is an effective treatment for gastroesophageal reflux disease. Ann Surg 220:472-483
45. Watson D, Jamieson G, Pike G, Davies N, Richardson M, Devitt P (1999) Prospective randomized double-blind trial between laparoscopic Nissen and anterior partial fundoplication. Br J Surg 86:123-130
46. Trus T, Laycock W, Waring P, Branum G, Hunter J (1999) Improvement in quality of life measures after laparoscopic antireflux surgery. Ann Surg 3:331-336
47. Jamieson G (1993) The results of antireflux surgery and reoperative antireflux surgery. Gullet, 3:41-45
48. Bonavina L, Chella B, Segalin A, Incarbone R, Peracchia A (1998) Surgical therapy in patients with failed antireflux repairs. Hepatogastroenterology 23:1344-1347
49. Hunter J et al (1999) Laparoscopic fundoplication failures. Patterns of failure and response to fundoplication revision. Ann Surg 230:595-606
50. Basso N et al (1998) Uso delle protesi nella chirurgia funzionale del giunto esofago-gastrico. Osp Ital Chir 5:479-486
51. So J, Zeitels S, Rattner D (1998) Outcomes of atypical symptoms attributed to gastroesophageal reflux treated by laparoscopic fundoplication. Surgery 124:28-32
52. Allen C, Anvari M (1998) Gastroesophageal reflux related cough and its response to laparoscopic fundoplication. Thorax 53:963-968
53. Dunnington G, DeMeester T (1993) Outcome effect of adherence to operative principles of Nissen fundoplication by multiple surgeons. Am J Surg 166:654-659
54. Peracchia A et al (1995) Fundoplication is an effective treatment for gastro-oesophageal reflux disease. Gastroenterology Intern 8:1-7
55. Walker S, Baxter S, Morris A, Sutton R (1997) Review article: controversy in the therapy of gastro-oesophageal reflux disease. Long-term proton pump inhibition or laparoscopic antireflux surgery? Aliment Pharmacol Ther 11:249-260

56. Fuchs K, Feussner H, Bonavina L, Collard J, Coosemans W (1997) Current status and trends in laparoscopic antireflux surgery: results of a Consensus meeting. Endoscopy 29:298-308
57. Expert panel (1997) Laparoscopic antireflux surgery for gastroesophageal reflux disease (GERD) Results of a consensus development conference. Surg Endosc 11:413-426
58. Soper D (1999) Laparoscopic management of hiatal hernia and gastroesophageal reflux. Curr Probl Surg 36:765-840
59. Watson D et al (1996) Laparoscopic surgery for gastro-oesophageal reflux: beyond the learning curve. Br J Surg 83:1284-1287
60. Watson D, Baigrie R, Jamieson G (1996) A learning curve for laparoscopic fundoplication. Defereable, avoidable or a waste of time? Ann Surg 124:198-203
61. EAES guidelines (1994) Training and assessment of competence. Surg Endosc 8:721-722
62. SAGES (1998) Guidelines for granting of privileges for laparoscopic and/or thoracoscopic general surgery. Surg Endosc 12:379-380
63. EAES (2000) Recommendations for evidence-based endoscopic surgery. Springer Verlag France, Paris
64. Sietses C et al (1999) A prospective randomized study of the systemic immune response after laparoscopic and conventional Nissen fundoplication. Surgery 126:5-9
65. Incarbone R et al (1995) A contemporaneous comparison of hospital charges for laparoscopic and open Nissen fundoplication. Surg Endosc 9:151-155
66. Eshraghi N et al (1998) Comparison of outcomes of open versus laparoscopic Nissen fundoplication performed in a single practice. Am J Surg 175:371-374
67. Blomqvist A, Lonroth H, Dalenback J, Lundell L (1998) Laparoscopic or open fundoplication? A complete cost analysis. Surg Endosc 12:1209-1212
68. Heikkinen Y et al (1999) Comparison of costs between laparoscopic and open Nissen fundoplication: a prospective randomized study with a 3-month follow-up. J Am Coll Surg 188:368-376
69. Bais J et al (2000) Laparoscopic or conventional Nissen fundoplication for gastro-oesophageal reflux disease : randomised clinical trial. Lancet 355:170-174
70. Heudebert G, Marks R, Wicox C, Centor R (1997) Choice of long-term strategy for the management of patients with severe esophagitis: a cost-utility analysis. Gastroenterology 112:1078-1086
71. Viljakka M, Nevalainen J, Isolauri Y (1997) Lifetime costs of surgical versus medical treatment of severe gastro-oesophageal reflux disease in Finland. Scand J Gastroenterol 32:766-772
72. Van den Boom G, Go P, Hameeteman W, Dallemagne B, Ament A (1996) Cost-effectiveness of medical versus surgical treatment in patients with severe or refractory gastroesophageal reflux disease in the Netherlands. Scand J Gastroenterol 31:1-9
73. Bonavina L et al (1990) Reflux-induced esophageal strictures: factors influencing long-term results of dilation. In: Little A et al (eds) Diseases of the Esophagus, vol. II, Futura Publishing, New York, pp 247-254
74. Bonavina L, Fontebasso V, Bardini R, Baessato M, Peracchia A (1993) Surgical treatment of reflux stricture of the oesophagus. Br J Surg 80:317-320
75. Gozzetti G et al (1990) Il brachiesofago acquisito. Archivio ed Atti Società Italiana di Chirurgia, Pozzi Editore, Roma, pp 149-196
76. Johnson A, Oddsdottir M, Hunter J (1998) Laparoscopic Collis gastroplasty and Nissen fundoplication. A new technique for the management of esophageal foreshortening. Surg Endosc 12:1055-1060
77. Jobe B, Horvath K, Swanstrom L (1998) Postoperative function following laparoscopic Collis gastroplasty for shortened esophagus. Arch Surg 133:867-874

78. Chen L et al (1999) Results of the Collis-Nissen gastroplasty in patients with Barrett's esophagus. Ann Thorac Surg 68:1014-1021
79. Stein H, Barlow A, DeMeester T, Hinder R (1992) Complications of gastroesophageal reflux disease. The role of the lower esophageal sphincter, esophageal acid/alkaline exposure, and duodenogastric reflux. Ann Surg 216:35-43
80. Lagergren J, Bergstrom R, Lindgren A, Nyren O (1999) Symptomatic gastroesophageal reflux as a risk factor for esophageal adenocarcinoma. N Engl J Med 340:825-831
81. Blot W, Devesa S, Fraumeni J (1993) Continuing climb in rates of esophageal adenocarcinoma. An update. JAMA 270:1320
82. Peracchia A, Bonavina L (1999) Carcinoma del cardias. Collana monografica della Società Italiana di Chirurgia, vol. 12. Roma
83. Farrell T et al (1999) Fundoplication provides effective and durable symptom relief in patients with Barrett's esophagus. Am J Surg 178:18-21
84. Sharma P, Sampliner R, Camargo E (1997) Normalization of esophageal pH with high-dose proton pump inhibitor therapy does not result in regression of Barrett's esophagus. Am J Gastroenterol 92:582-585
85. DeMeester S et al (1998) The impact of an antireflux procedure on intestinal metaplasia of the cardia. Ann Surg 4:547-556
86. Skinner D et al (1983) Barrett's esophagus. Comparison of benign and malignant cases. Ann Surg 198:554-565
87. Ortiz A, Martinez L, Parrilla P et al (1996) Conservative treatment versus antireflux surgery in Barrett's oesophagus: long-term results of a prospective study. Br J Surg 83:274-278
88. Katz D et al (1998) The development of dysplasia and adenocarcinoma during endoscopic surveillance of Barrett's esophagus. Am J Gastroenterol 93:536-541
89. Low D, Levine D, Dail D, Kozarek R (1999) Histological and anatomic changes in Barrett's esophagus after antireflux surgery. Am J Gastroenterol 94:80-85
90. McDonald M et al (1996) Barrett's esophagus: does an antireflux procedure reduce the need for endoscopic surveillance? J Thorac Cardiovasc Surg 111:1135-1140
91. Bremner C, DeMeester T (1998) Proceedings from an international conference on ablation therapy for Barrett's mucosa. Dis Esophagus 11:1-27
92. Bonavina L et al (1999) Endoscopic laser ablation of non-dysplastic Barrett's epithelium: is it worthwhile? J Gastrointest Surg 3:194-199
93. Peracchia A et al (2000) Il trattamento multimodale dell'esofago di Barrett: indicazioni, metodi e risultati. Osp Ital Chir 6:21-25
94. Van Laethem J, Cremer M, Peny M, Delhaye M, Devière J (1998) Eradication of Barrett's mucosa with argon plasma coagulation and acid suppression: immediate and mid term results. Gut 43:747-751
95. Solomon M, McLeod R (1995) Should we be performing more randomized controlled trials evaluating surgical operations ? Surgery 118:459-467
96. Pope C (1992) The quality of life following antireflux surgery. World J Surg 16:355-358
97. Testa M, Simonson D (1996) Assessment of quality-of-life outcomes. N Engl J Med 334:835-840
98. Dent J et al (1999) An evidence-based appraisal of reflux disease management- the Genval Workshop Report. Gut 44[Suppl 2]:S1-S16
99. Pace F, Bollani S, Manzionna G, Bianchi Porro G (1998) Audit of reflux esophagitis at 4 years. Ital J Gastroenterol Hepatol 30:355-360
100. Cadiére G, Himpens J, Vertruyen M, Bruyns J, Fourtanier G (1999) Fundoplicature selon Nissen réalisée à distance du patient par robotique. Ann Chir 53:137-141

Cardite, metaplasia cardiale, displasia ed adenocarcinoma del cardias: anatomia patologica

P. Fociani, L. Carsana, P. Zerbi, L. Vago

Introduzione

Nella maggior parte dei paesi occidentali si è assistito, nel corso degli ultimi decenni, ad un progressivo incremento della patologia neoplastica dell'esofago e della giunzione esofago-gastrica, da ascriversi, essenzialmente, ad un incremento assoluto dei casi di adenocarcinoma dell'esofago e del cardias [1, 2]. La prevenzione dell'adenocarcinoma cardiale si basa sullo studio istologico di frammenti bioptici prelevati nel corso dell'esame endoscopico. L'esame istologico consente di evidenziare caratteristiche della mucosa che sono state poste in relazione con un rischio aumentato di progressione neoplastica, tuttavia, mentre esiste un consenso sulle caratteristiche istologiche delle lesioni sicuramente maligne, non si può dire altrettanto per quanto riguarda le fasi che ne precedono l'insorgenza. In questo intervento ci proponiamo di offrire un breve panorama dei quadri istomorfologici e del significato che può essere loro attribuito sul piano clinico.

Esofago e giunzione esofago-gastrica normali

Durante la vita fetale l'esofago e lo stomaco sono rivestiti da cellule cilindriche ed elementi ghiandolari mucosecernenti. Nel corso del terzo mese di vita intrauterina fanno la loro comparsa cellule ciliate. Le cellule pavimentose compaiono solo tra il quarto ed il quinto mese, nel segmento toracico dell'esofago, andando a sostituire progressivamente i precedenti epiteli sia cranialmente che caudalmente. Questi fenomeni sono considerati normali pro-

---

Istituto di Scienze Biomediche Luigi Sacco, Azienda Ospedaliera-Polo Universitario, Università degli Studi di Milano, Anatomia Patologica, Via G. B. Grassi 74, 20157 Milano

cessi maturativi. L'esofago "normale" è rivestito da epitelio pavimentoso pluristratificato alla nascita; isole di mucosa a rivestimento epiteliale cilindrico possono permanere sino all'età adulta, soprattutto all'estremità craniale dell'esofago [3, 4].

La giunzione anatomica tra esofago e stomaco è convenzionalmente rappresentata dallo sfintere esofageo inferiore, identificabile in vivo mediante studio manometrico; la giunzione anatomica non sempre coincide con la giunzione istologica che può essere osservata prossimalmente [5] ma mai distalmente ad essa [6] ed è rappresentata dal punto di passaggio tra l'epitelio pavimentoso pluristratificato dell'esofago e l'epitelio cilindrico che caratterizza i segmenti più distali dell'apparato digerente (linea Z).

Le caratteristiche istologiche della mucosa normale nella zona di transizione tra esofago e stomaco (cardias) sembrano sfuggire ad ogni tentativo di definizione. Tra l'epitelio pavimentoso della mucosa esofagea e l'epitelio ghiandolare specializzato del fondo gastrico è osservabile, nella maggior parte degli individui, un tipo di mucosa che si differenzia dalla mucosa del fondo gastrico per l'assenza di cellule ossintiche, ed è simile alla mucosa gastrica antrale per la caratteristica architettura ghiandolare: la cosiddetta mucosa cardiale.

La presenza di mucosa cardiale prossimalmente alla giunzione esofagogastrica anatomica è stata considerata come un anomalo residuo del rivestimento embrionale dell'intestino anteriore [3], come un carattere normale se limitata ad un breve segmento pregiunzionale non eccedente i 2 cm [5], oppure come un carattere acquisito associato a reflusso [7, 8, 9]. A favore di quest'ultima ipotesi vi sono casistiche in cui la mucosa di tipo cardiale è virtualmente assente in individui giovani [10, 11], la sua estensione in esofago distale è variabile ed aumenta con l'età [12, 13] e, quando presente, vi si osserva comunemente flogosi [6]. La mucosa cardiale "pura" sarebbe, inoltre, un reperto abbastanza raro, in quanto comunemente vi si possono evidenziare rare cellule ossintiche disperse tra gli elementi mucosecernenti (mucosa ossinto-cardiale).

Nonostante le interessanti, ma controverse, osservazioni riguardo la possibilità che la mucosa cardiale (od ossinto-cardiale) rappresenti l'espressione morfologica di un processo patologico, la sua presenza non sembra direttamente correlabile con la progressione neoplastica [14]. Le maggiori controversie riguardanti le caratteristiche istologiche della giunzione esofagogastrica normale derivano probabilmente dal fatto che non è stato raggiunto un consenso sulla definizione stessa di "normalità", e la relativa frequenza di un carattere non è sufficiente a definirlo normale [15]. La mucosa cardiale rappresenta, probabilmente, un'anomalia comune associata a reflusso ma non una mucosa "patologica".

Esofagite e cardite

Fenomeni flogistici dell'esofago e del cardias, indipendentemente dalle caratteristiche degli epiteli di rivestimento, sono di osservazione frequente e, mentre la flogosi della mucosa esofagea (esofagite) sembra essere un reperto relativamente aspecifico, la flogosi della giunzione esofago-gastrica, particolarmente nei casi in cui sia limitata a questa sede (cardite), sembra un carattere istologico abbastanza specifico del reflusso gastroesofageo e si associa ad un aumentato rischio di displasia ed adenocarcinoma [16, 17, 18]; l'associazione con infezione gastrica da *Helicobacter pylori* sembra invece costituire un fattore di protezione [19] o un parametro indifferente [20] riguardo la trasformazione neoplastica degli epiteli della regione giunzionale.

L'esame istologico è essenziale nella definizione di quadri endoscopicamente dubbi, poiché l'evidenza di infiammazione nella regione cardiale può rappresentare un sensibile indicatore di una situazione di reflusso gastroesofageo. La contemporanea valutazione della mucosa gastrica (antro e corpo) è necessaria per confermare o escludere la presenza di altri agenti flogogeni e può assumere un importante significato epidemiologico.

Metaplasia ed esofago di Barrett

"Esofago distale rivestito da epitelio cilindrico" è la definizione utilizzata da Barrett nel suo articolo del 1957 [3] per definire la "lesione" che successivamente divenne universalmente nota con l'eponimo. Nell'articolo di Barrett la lunghezza del segmento rivestito da epitelio cilindrico ed i tipi cellulari che lo compongono non sono presi in considerazione come parametri significativi sul piano clinico. Negli anni successivi, con il sempre maggior ricorso alle tecniche endoscopiche, la definizione proposta da Barrett parve troppo generica e, sulla base del lavoro di Hayward del 1961 [5], si andò diffondendo l'uso di considerare normale la presenza di epitelio cilindrico nell'esofago distale, purché la lunghezza del segmento interessato non superasse i 2 cm.

Una definizione classica di esofago di Barrett richiede il verificarsi di almeno una tra due condizioni: 1) che la giunzione squamocolonnare disti almeno 3 cm dalla giunzione esofago-gastrica anatomica determinata endoscopicamente; 2) che la giunzione squamocolonnare disti anche meno di 3 cm dalla giunzione esofago-gastrica anatomica determinata endoscopicamente, ma sia presente epitelio cilindrico specializzato (metaplasia intestinale) [21, 22].

La definizione originale di Barrett, che non teneva conto dell'estensione del segmento pregiunzionale rivestito da epitelio cilindrico, è stata in parte recuperata in studi recenti, anche se una maggiore importanza è oggi attribuita alla presenza di metaplasia intestinale nel contesto della mucosa cardiale [23]: l'estensione in senso craniale della mucosa cardiale viene associata alla durata e all'intensità del reflusso gastroesofageo, mentre la metaplasia intestinale si svilupperebbe nel contesto della mucosa cardiale a partire dalla giunzione squamo-colonnare in senso prossimo-distale dopo un periodo sufficientemente lungo di reflusso.

Questo modello renderebbe inutile una distinzione tra metaplasia intestinale limitata all'area giunzionale in soggetti con giunzione istologica distale (esofago di Barrett "breve") e metaplasia intestinale dell'esofago distale (esofago di Barrett propriamente detto) in soggetti con giunzione istologica "alta" [9]. La presenza di metaplasia intestinale in esofago distale è per la maggior parte degli autori criterio minimo e sufficiente per l'inclusione di un paziente in un programma di controllo periodico, in quanto la mucosa metaplastica può andare incontro a trasformazione neoplastica in un numero rilevante di casi [24].

La caratterizzazione istologica degli epiteli dell'esofago distale e del cardias, assume, quindi, un ruolo importante nei programmi di prevenzione e terapia; infatti la mucosa specializzata di tipo intestinale può essere riconosciuta solo al microscopio e, poiché la sua presenza è in relazione con un aumentato rischio di progressione neoplastica, l'esame endoscopico dovrebbe sempre essere completato da prelievi bioptici [21].

Displasia

Il termine "displasia" indica, convenzionalmente, una lesione che si considera inequivocabilmente neoplastica [24, 25, 26], non solo nel senso che essa rappresenta l'inequivocabile precursore di una lesione infiltrante (diacronia), ma anche nel senso che essa può essere associata a focolai infiltrativi non evidenziabili nei prelievi bioptici esaminati (sincronia) [27].

Poiché la displasia rappresenta una fase avanzata nella progressione verso una lesione neoplastica infiltrante, si rende necessaria a questo punto una breve osservazione sull'usanza di assegnare un "grado" alle lesioni displastiche. In quanto inequivocabilmente neoplastiche e preinvasive tali lesioni non sembrerebbero necessitare di ulteriori specificazioni, tuttavia la diagnosi morfologica di displasia è basata sull'interpretazione soggettiva di un certo numero di parametri [25]. La definizione dei gradi di differenziazione riduce sensibilmente i rischi di errore legati alla possibilità di sopravvalutare lesioni metaplastiche che presentano atipie cellulari o di sottovalutare lesioni displastiche con focolai infiltrativi misconosciuti: questo rischio è determinato dal fatto che, in natura, tra una mucosa "normale" ed una mucosa "neoplastica" si osserva un continuum morfologico, costituito da minime variazioni, mentre ad ogni definizione dotata di significatività sul piano clinico devono corrispondere parametri discreti.

Secondo Riddell [24, 25] è possibile identificare due sottotipi morfologicamente distinti di displasia giunzionale; il primo tipo può essere assimilato alle alterazioni displastiche osservate negli adenomi, mentre il secondo tipo sarebbe caratterizzato essenzialmente da un notevole polimorfismo nucleare. Per entrambi i tipi viene proposto un sistema classificativo a due gradi (basso grado ed alto grado) perché sembra essere meglio riproducibile dei sistemi a tre gradi precedentemente in uso. Nella displasia a basso grado i nuclei rimangono alla base delle cellule epiteliali, mentre nella displasia ad alto grado i nuclei sono più irregolari e la loro posizione nell'interno della cellula diviene casuale.

I programmi di controllo endoscopico ed istologico periodici dei soggetti con metaplasia intestinale della giunzione esofago-cardiale e dell'esofago distale sono essenziali per il riconoscimento di lesioni displastiche e per la prevenzione o cura precoce dell'adenocarcinoma. Non tutti gli autori ritengono essenziale la disponibilità di prelievi bioptici di grandi dimensioni, ma, poiché la metaplasia e la displasia si presentano come alterazioni focali, il numero dei campioni dovrebbe essere elevato per costituire una mappatura statisticamente rilevante della mucosa pre- e post-giunzionale. Il campionamento dei 4 quadranti ad intervalli di 2 cm, con l'aggiunta di prelievi di ogni lesione focale dovrebbe essere sufficiente per consentire un'adeguata valutazione [26]. Va tenuto presente, a questo proposito, che riguardo alle modalità del prelievo non esiste un consenso, mentre differenze non trascurabili tra le procedure tecniche in uso nei diversi laboratori di Anatomia Patologica contribuiscono a complicare ogni tentativo di standardizzazione delle metodiche [28].

Nonostante i limiti tecnici cui si è fatto cenno, un adeguato programma di controllo dei pazienti con reflusso gastroesofageo che sviluppano esofago di Barrett consente, nella maggior parte dei casi, di riconoscere le neoplasie nelle fasi iniziali quando è ancora possibile un trattamento efficace.

La valutazione di parametri biomolecolari, attualmente in fase sperimentale, potrà in futuro essere di supporto nell'interpretazione dei più controversi caratteri morfologici, consentendo di identificare con maggior precisione i soggetti più a rischio per la progressione verso lesioni infiltranti e capaci di metastatizzare [24, 29-33].

Adenocarcinoma

La nuova classificazione chirurgica degli adenocarcinomi della regione cardiale [34, 35] è basata sulla sede della neoplasia in rapporto alla giunzione esofago-gastrica; la classificazione ha importanti implicazioni in relazione al tipo di resezione ed all'estensione della linfoadenectomia, che sono differenti per una neoplasia dell'esofago distale (I tipo), del cardias (II tipo) e dello stomaco prossimale (III tipo). Dal punto di vista istologico gli adenocarcinomi della regione esofago-cardiale presentano, invece, caratteristiche omogenee in ognuna delle tre sedi.

Le caratteristiche istologiche degli adenocarcinomi sono definite sulla base di criteri morfologici, essenzialmente riconducibili all'identificazione di elementi neoplastici infiltranti. I tipi neoplastici sono virtualmente identici a quelli osservabili nello stomaco, anche per quanto riguarda gli adenocarcinomi dell'esofago distale: nella maggior parte dei casi è riconoscibile un'architettura ghiandolare (adenocarcinomi di tipo intestinale), in alcuni casi gli elementi neoplastici presentano scarsa coesività ed infiltrano i tessuti in modo diffuso (carcinomi con cellule ad anello con castone o indifferenziati), in alcuni casi in una stessa lesione coesistono elementi del tipo intestinale e del tipo diffuso. Indipendentemente dal tipo cellulare e dai caratteri differenziativi i criteri istologici dotati dei maggiori requisiti di predittività prognostica sono il livello di infiltrazione e le dimensioni del tumore primitivo, completati dalla definizione di sede e numero degli eventuali linfonodi metastatici [36].

Conclusioni

Il significato patogenetico delle alterazioni anatomopatologiche osservabili alla giunzione esofago-gastrica è tuttora oggetto di studio. Le difficoltà incontrate sin dalle prime descrizioni di metaplasia esofagea nell'inquadramento nosologico e nel tentativo di standardizzazione del campionamento bioptico hanno comportato l'uso di terminologie e classificazioni complesse e, in alcuni casi, poco riproducibili, che riflettono una conoscenza ancora incompleta delle condizioni di normalità. Il suggerimento operativo più semplice, almeno per quanto riguarda l'esame istopatologico, è probabilmente quello di procedere ad una descrizione dettagliata dei caratteri morfologici della mucosa nei singoli prelievi, che comprenda il tipo di epitelio (squamoso, cardiale, misto, ossintico), la presenza di componente infiammatoria cronica e/o essudativa, la presenza di metaplasia intestinale, di displasia (a basso o ad alto grado) e di eventuali focolai invasivi. Una corretta interpretazione morfologica potrà poi consentire qualsiasi ulteriore valutazione epidemiologica, fisiopatologica e clinica, e rappresenta la condizione necessaria per il confronto tra le diverse casistiche pubblicate.

Punti chiave

- La caratterizzazione morfologica della mucosa cardiale "normale" è controversa; tuttavia un breve segmento postgiunzionale di mucosa priva di cellule ossintiche è evidenziabile nella maggior parte degli individui e non è associato con un aumentato rischio di adenocarcinoma cardiale.

- La metaplasia intestinale della giunzione esofago-gastrica e dell'esofago distale è associata ad un aumentato rischio di adenocarcinoma. La sua presenza non può essere evidenziata nel corso dell'esame endoscopico e richiede la valutazione istologica di un adeguato numero di prelievi bioptici.

- La diacronia o sincronia delle alterazioni epiteliali displastiche nei confronti di un adenocarcinoma non può essere valutata sulla base del reperto morfologico. La gradazione della displasia in basso ed alto grado riduce i difetti di riproducibilità tra osservatori. La valutazione di caratteristiche molecolari degli elementi displastici è ancora in fase sperimentale e potrebbe consentire in un prossimo futuro di riconoscere caratteri certi di progressione. La diagnosi morfologica di metaplasia e displasia rappresenta, tuttavia, il parametro attualmente dotato dei migliori requisiti di predittività riguardo lo sviluppo di adenocarcinoma.

Bibliografia

1. Pera M, Cameron AJ, Trastek VF, Carpenter HA, Zinsmeister AR (1993) Increasing incidence of adenocarcinoma of the esophagus and esophagogastric junction. Gastroenterology 104:510-513
2. Drewitz DJ, Sampliner RE, Garewal HS (1997) The incidence of adenocarcinoma in Barrett's esophagus: a prospective study of 170 patients followed 4.8 years. Am J Gastroenterol 92:212-215
3. Barrett NR (1957) The lower esophagus lined by columnar epithelium. Surgery 41:881-894
4. Ming S-C (1998) Adenocarcinoma and other epithelial tumors of the esophagus. In: Ming S-C e Goldman H (eds) Pathology of the gastrointestinal tract, 2nd edition. Williams & Wilkins, Baltimore, pp 499-524
5. Hayward J (1961) The lower end of the esophagus. Thorax 16:36-41
6. Spechler SJ (1999) The role of gastric carditis in metaplasia and neoplasia at the gastroesophageal junction. Gastroenterology 117:218-228
7. Moersch R, Ellis F, McDonald JR (1959) Pathologic changes occurring in severe reflux esophagitis. Surg Gynecol Obstet 108:476-484
8. Bremner CG, Lynch VP, Ellis HF (1970) Barrett's esophagus: congenital or acquired? An experimental study of esophageal mucosal regeneration in the dog. Surgery 68:209-216
9. DeMeeester S, DeMeester TR (2000) Columnar mucosa and intestinal metaplasia of the esophagus. Fifty years of controversy. Ann Surg 231:303-321
10. Chandrasoma P (1997) Pathophysiology of Barrett's esophagus. Semin Thorac Cardiovasc Surg 9:270-278
11. Chandrasoma PT, Der R, Ma Y, Dalton P, Taira M (2000) Histology of the gastroesophageal junction - An autopsy study. Am J Surg Pathol 24:402-409
12. Ormsby AH, Goldblum JR, Kilgore SP, Richter JE, Rice TW, Falk GW, Gramlich TL (1999) The frequency and nature of cardiac mucosa and intestinal metaplasia (IM) of the esophagogastric junction (EGJ): a population based study of 223 consecutive autopsies. Gastroenterology 116:A273
13. Kilgore SP, Orsmby AH, Gramlich TL, Rice TW, Richter JE, Falk GW, Goldblum JR (1999) The gastric cardia is not a metaplastic mucosa secondary to gastroesophageal reflux disease (GERD). Gastroenterology 116:A213
14. Sharma P, Weston Ap, Morales T, Topalovski M, Mayo MS, Sampliner RE (2000) Relative risk of displasia for patients with intestinal metaplasia in the distal oesophagus and in the gastric cardia. Gut 46:9-13
15. Colin-Jones DG, Golding PL (1991) What is a normal upper gastrointestinal tract? BMJ 302:742
16. Riddell RH (1996) The biopsy diagnosis of gastroesophageal reflux disease, "carditis", and Barrett's esophagus, and sequelae of therapy. Am J Surg Pathol 20[Suppl 1]:S31-S50
17. Öberg S, Peters JH, DeMeester TR, Chandrasoma C, Hagen JA, Ireland AP, Ritter M, Mason RJ, Crookers P, Bremner CG (1997) Inflammation and specialized intestinal metaplasia of cardiac mucosa is a manifestation of gastroesophageal reflux disease. Ann Surg 226:522-532
18. Kim R, Weissfeld JL, Reynolds JC, Kuller LH (1997) Etiology of Barrett's metaplasia and esophageal adenocarcinoma. Cancer Epidemiol, Biomarkers Prev 6:369-377
19. Peek RM, Vaezi MF, Falk GW, Goldblum JR, Perez-Perez GI, Richter JE, Blaser MJ (1999) Role of Helicobacter pylori cagA+ strains and specific host immune responses on the development of premalignant and malignant lesions in the gastric cardia. Int J Cancer 82:520-524
20. Öberg S, Peters Jh, Nigro JJ, Theisen J, Hagen JA, DeMeester SR, Bremner CG, DeMeester TR (1999) Helicobacter pylori is not associated with the manifestations of gastroesophageal reflux disease. Arch Surg 134:722-726

21. Dent J, Bremner CG, Collen MJ, Haggitt RC, Spechler SJ (1991) Barrett's oesophagus. Working party report to the world congresses of gastroenterology, Sydney 1990. J Gastroenterol Hepatol 6:1-22
22. Morales TG, Sampliner RE (1999) Barrett's esophagus – update on screening, surveillance and treatment. Arch Intern Med 159:1411-1416
23. Spechler SJ, Goyal RK (1996) The columnar-lined esophagus, intestinal metaplasia, and Norman Barrett. Gastroenterology 110:614-621
24. Riddell RH (1996) Early detection of neoplasia of the esophagus and gastroesophageal junction. Am J Gastroenterol 91:853-863
25. Riddell RH (1996) Premalignant and early malignant lesions in the gastrointestinal tract: definitions, terminology, and problems. Am J Gastroenterol 91:864-872
26. Cameron AJ, Carpenter HA (1997) Barrett's esophagus, high grade dysplasia, and early adenocarcinoma: a pathological study. Am J Gastroenterol 92:586-591
27. Schmidt HG, Riddell RH, Walther B, Skinner DB, riemann JF (1985) Dysplasia in Barrett's esophagus. J Cancer Res Clin Oncol 110:145-152
28. Geisinger KR, Sheppard EA, Teot LA, Raab SS (1998) Histopathologic practices for esophageal biopsy specimens – survey results and implications for surveillance in patients with Barrett's esophagus. Am J Clin Pathol 110:219-223
29. Moskaluk CA, Heitmiller R, Zahurak M, Schwab D, Sidransky D, Hamilton SR (1996) p53 and p21WAF1/CIP1/SD1 gene products in Barrett esophagus and adenocarcinoma of the esophagus and esophagogastric junction. Hum Pathol 27:1211-1220
30. Weinstein WM (1999) Predicting who will develop cancer: role of biopsy, flow cytometry, cell and genetic markers. Gastrointest Endosc 49[Suppl 2]:S9-S11
31. Jankowski JA, Wright NA, Meltzer SJ, Triadafilopoulos G, Geboes K, Casson AG, Kerr D, Young LS (1999) Molecular evolution of the metaplasia-dysplasia-adenocarcinoma sequence in the esophagus. Am J Pathol 154:965-973
32. Gulizia JM, Wang H, Antonioli D, Spechler SJ, Zeroogian J, Goyal R, Shahsafaei A, Chen YY, Odze RD (1999) Proliferative characteristics of intestinalized mucosa in the distal esophagus and gastroesophageal junction (short-segment Barrett's esophagus): a case control study. Hum Pathol 30:412-418
33. Giménez A, Minguela A, de Haro LM, Parrilla P, Bermejo J, Pérez D, García AM, Ortiz MA, Molina J, Álvarez R (2000) DNA ploidy status and proliferative activity as markers of malignant potential in Barrett's esophagus: flow cytometric study using routinely paraffin-embedded tissue. World J Surg 24:72-77
34. Siewert JR, Stein HJ (1998) Classification of adenocarcinoma of the oesophagogastric junction. Br J Surg 85:1457-1459
35. Fein M, Fuchs K-H, Ritter Mp, Freys SM, Heimbucher J, Staab C, Thiede A (1998) Application of the new classification for cancer of the cardia. Surgery 124:707-714
36. Lewin KJ, Appelman HD (1996) Tumors of the esophagus and stomach. Atlas of tumor pathology, III series, fascicle 18. AFIP, Washington

Terapia con Argon plasma nel Barrett

C. Virgilio, S. Cosentino

L'esofago di Barrett viene considerato una possibile complicanza della malattia da reflusso gastroesofageo severa e una sicura ed irreversibile condizione preneoplastica.

Numerosi studi epidemiologici e sperimentali, e diverse osservazioni cliniche e morfologiche orientano verso l'ipotesi che il reflusso gastroesofageo cronico rappresenti il principale fattore patogenetico del processo di trasformazione dell'epitelio squamoso in tessuto metaplasico [1-3].

La sua comparsa rappresenterebbe, infatti, una risposta all'infiammazione cronica dell'esofago conseguente all'esposizione continuata della mucosa al reflusso gastroesofageo.

Questo determinerebbe delle alterazioni della motilità ed una riduzione della capacità di clearing dell'esofago la cui gravità è direttamente correlata alla quantità, alla qualità ed alla durata del reflusso stesso [4-6].

La più frequente modalità di sostituzione metaplasica dell'epitelio squamoso è con tessuto intestinale, che è anche quello clinicamente più importante perché solo ad esso viene riconosciuta la potenzialità evolutiva in senso maligno. Questo tipo di tessuto presenta, infatti, una elevata percentuale di proliferazione cellulare se paragonato all'epitelio fundico o cardiale [7, 8].

La metaplasia intestinale può evolvere verso l'adenocarcinoma secondo una sequenza ben definita: metaplasia - displasia lieve – displasia grave - carcinoma invasivo, e nei campioni di tessuto è possibile trovare foci di adenocarcinoma adiacenti alla displasia [9]. Il tempo occorrente per questa progressione è estremamente variabile, e molti pazienti non svilupperanno mai nella loro vita una displasia.

Servizio di Gastroenterologia, Ospedale S.Vincenzo, Contrada Sirina, 98039 Taormina

In uno studio prospettico [10], condotto su gruppi di pazienti con esofago di Barrett senza adenocarcinoma, è stato valutato che il tempo occorrente per l'evoluzione di una displasia di grado lieve in displasia grave era pari a 29 mesi con un range di 22-43 mesi; successivamente il tempo medio per lo sviluppo di un adenocarcinoma da una displasia grave era di 14 mesi (range 5-21).

Un ulteriore studio prospettico [11] dimostrava che il tempo necessario allo sviluppo di un adenocarcinoma da una displasia lieve variava da 1.5 a 4 anni.

Ma la progressione della displasia verso l'adenocarcinoma non rappresenta una evoluzione obbligata. In un lavoro recente [12] si è evidenziato che soltanto 15 su 58 pazienti con un esofago di Barrett con displasia grave hanno sviluppato un carcinoma durante un follow-up medio di 27 mesi, mentre gli altri pazienti continuavano ad avere una displasia grave, o addirittura si sono riconvertiti verso una displasia di grado inferiore.

Nonostante ciò l'incidenza dell'adenocarcinoma esofageo nei pazienti con metaplasia intestinale permane piuttosto elevata. È stato infatti stimato che il rischio di sviluppare un cancro è molto variabile, da 1/52 a 1/441 casi per paziente/anno, e presenta un rischio relativo da 30 a 125 volte superiore a quello della popolazione generale [11, 13-15].

Uno studio epidemiologico ha dimostrato, inoltre, che negli ultimi venti anni si è avuta una rapida ascesa dell'incidenza dell'adenocarcinoma dell'esofago e del giunto esofago-cardiale soprattutto nei paesi occidentali [16].

Attualmente il follow-up endoscopico ed istologico è l'unica strategia che ha le potenzialità di migliorare la sopravvivenza di questi pazienti attraverso il riscontro precoce di displasia grave o di carcinoma early [17], in uno stadio, quindi, potenzialmente curabile. Tuttavia non è dimostrabile che la sorveglianza endoscopica possa influenzare la sopravvivenza, o sia realmente efficace sulla base del rapporto costo-beneficio [18].

Sino a pochi anni fa questa lesione veniva considerata irreversibile, ma i risultati ottenuti con varie tecniche di ablazione endoscopica sembrano dimostrare che l'esofago di Barrett possa essere curato.

L'ablazione endoscopica dell'esofago di Barrett in ultima analisi dovrebbe apportare due benefici: una riduzione dell'incidenza dell'adenocarcinoma dell'esofago distale e del giunto esofago-gastrico, ed una riduzione, o addirittura una completa eliminazione, della necessità di un controllo endoscopico di questa lesione.

Se la prima di queste ipotesi difficilmente potrà essere dimostrata, poiché l'incidenza dell'adenocarcinoma nella popolazione con metaplasia intestinale è compresa tra lo 0.2% ed il 2% l'anno [13, 19], il principale obiettivo dell'ablazione endoscopica dell'esofago di Barrett dovrebbe essere rappresentato da un sicuro miglioramento della qualità della vita, in termini di paura di sviluppare un cancro, di bisogno di un continuo controllo endoscopico, con una conseguente riduzione della spesa sanitaria.

Il tentativo di bloccare il reflusso acido con il solo trattamento medico o chirurgico produce degli effetti irrisori sullo sviluppo della displasia e del carcinoma nell'esofago di Barrett.

Infatti l'impiego di una terapia medica long-term con H_2-antagonisti [20], con inibitori della pompa protonica [21], o mediante un trattamento chirurgico antireflusso [22], non comportano una rimarchevole regressione dell'esofago di Barrett. Questo poiché probabilmente la metaplasia di Barrett è il risultato di un insulto cronico al normale epitelio squamoso del reflusso acido, o talvolta anche biliare, in individui geneticamente suscettibili [7].

Tuttavia l'impiego di alte dosi di inibitori di pompa a lungo termine ha dato luogo alla comparsa, o all'ampliamento, di isolotti di epitelio squamoso senza tessuto di Barrett [21, 23, 24].

Questi studi dimostrerebbero che una rigenerazione di tessuto esofageo squamoso può essere ottenuta dall'epitelio metaplasico intestinale durante un trattamento prolungato con inibitori di pompa protonica.

Nelle ghiandole sottomucose esisterebbero, infatti, delle cellule progenitrici pluripotenziali che possono rigenerare il normale epitelio squamoso in assenza di reflusso acido gastrico [25, 26].

In base a queste osservazioni nacque l'ipotesi che la regressione dell'esofago di Barrett richiederebbe una normalizzazione farmacologica o chirurgica del reflusso gastroesofageo e la contemporanea ablazione dell'epitelio metaplasico comporterebbe la riepitelizzazione con tessuto squamoso normale [27].

Teoricamente, quindi, l'ablazione del tessuto metaplasico in presenza di acloridia indurrebbe un microambiente favorevole alla ricrescita della mucosa con epitelio squamoso.

Il laser, già largamente impiegato in endoscopia per il trattamento delle lesioni neoplastiche, è stato inizialmente utilizzato nei primi studi sull'ablazione del Barrett [25, 28-30].

I risultati ottenuti a breve termine apparvero molto promettenti, con scomparsa del tessuto metaplasico e la rigenerazione, anche se in alcuni casi parziale, di tessuto squamoso. Tuttavia per il mantenimento di questi risultati occorreva associare un controllo, medico o chirurgico, del reflusso acido da adottare prima e dopo il trattamento endoscopico.

Infatti, in un successivo report [31] venne presentato il caso di un paziente con una completa regressione dell'esofago di Barrett dopo trattamento endoscopico e soppressione acida con inibitori di pompa. Alla sospensione del trattamento medico si assistette alla ricomparsa della metaplasia. Un ulteriore trattamento endoscopico ha consentito la regressione della metaplasia e la somministrazione continuata di inibitori di pompa ne ha impedito la ricomparsa.

Però per ottenere una completa ablazione della mucosa è necessaria la capacità di ledere i tessuti in profondità e ciò può determinare danni anche severi a carico della mucosa, della sottomucosa e della muscolare propria, con conseguente formazione di cicatrici o stenosi.

Infatti, se, una ablazione troppo superficiale può comportare la persistenza di residui ghiandolari, di contro una ablazione condotta troppo in profondità comporta l'insorgenza di complicanze più o meno gravi.

Poiché l'impiego del laser è gravato potenzialmente da una elevata percentuale di complicanze e non è facilmente disponibile in tutti i centri di endoscopia, più recentemente sono stati intrapresi ulteriori studi che prevedevano l'utilizzo dell'elettrocoagulatore ad Argon plasma.

A favore di questa metodica ci sono i costi (notevolmente inferiori se confrontati al laser), una sua più larga diffusione ed una maggiore sicurezza e facilità di utilizzo.

La coagulazione con Argon plasma è una tecnica di elettrocoagulazione che non prevede un contatto diretto con i tessuti ma utilizza un gas ionizzato per trasmettere energia elettrica ad alta frequenza ai tessuti da trattare.

Impiegata inizialmente con successo nella chirurgia a cielo aperto per l'emostasi su organi parenchimatosi e la devitalizzazione di tessuti, la coagulazione con Argon plasma, dopo diversi studi sperimentali, viene utilizzata dal 1991 anche in endoscopia grazie all'impiego di specifiche sonde flessibili [32].

L'apparecchiatura è costituita da una sorgente di gas Argon associata ad un generatore di corrente ad alta frequenza, costituito generalmente da un normale elettrobisturi per endoscopia, capace di indurre la ionizzazione del gas.

L'Argon, infatti, è un gas inerte che normalmente non interagisce con i tessuti organici.

Questo viene insufflato mediante un catetere dotato di un elettrodo sulla punta che, connesso al generatore di corrente, provvede alla ionizzazione del gas. In questo modo l'energia della corrente elettrica viene trasferita sui tessuti da trattare.

La corrente viene trasmessa assialmente, lateralmente, e radialmente senza alcun contatto diretto con la superficie. La distanza intercorrente tra l'elettrodo ed i tessuti da trattare non deve essere superiore ad 1 cm.

La coagulazione con Argon plasma si è immediatamente dimostrata una metodica molto efficace, sicura e semplice da impiegare soprattutto rispetto alle tecniche tradizionali nelle quali il contatto diretto dell'elettrodo con la superficie dei tessuti poteva trasmettere in profondità pericolosi effetti coagulativi.

Inoltre la coagulazione non viene influenzata dalle variazioni cromatiche ed è uniforme, costante e non supera mai i 3 mm di profondità, perché la superficie coagulata crea un'alta resistenza e non consente la trasmissione di altra corrente in profondità.

Infine la possibilità di coagulare tangenzialmente i tessuti ne rende più semplice l'impiego in esofago e non crea alcuna possibile complicanza per la dispersione a distanza degli effetti coagulativi.

I tentativi intrapresi per ottenere una completa riepitelizzazione con tessuto squamoso sono di estrema importanza per poter validare questa metodica prima di favorirne una sua applicazione routinaria.

È stata condotta una ricerca sul Medline per individuare i lavori numericamente più rilevanti e tentare di valutare nella loro globalità i risultati ottenuti dai singoli studi [33-40].

Innanzi tutto un dato che emerge ad una prima valutazione è che non esiste un criterio comune di selezione dei pazienti da trattare nei diversi lavori; infatti, sono stati sottoposti a termocoagulazione con Argon plasma sia pazienti con esofago di Barrett senza segni istologici di displasia, che pazienti con displasia grave o addirittura early cancer.

Analizzando successivamente i risultati immediati, ottenuti nelle casistiche prese in considerazione, ed utilizzando dei criteri endoscopici ed istologici molto rigidi, il riscontro di una completa eradicazione dell'esofago di Barrett dopo trattamento con Argon plasma e terapia con inibitori di pompa protonica è pari al 78% circa contro un 87% di risultati ottimali considerando il solo criterio endoscopico (Tab. 1). Appare così evidente come la regressione endoscopica è sovrastimata se comparata alla regressione istologica.

Tabella 1. Risultati immediati del trattamento endoscopico con Argon plasma

Autore	N° pz.	Eradicazione completa Endoscopica	Eradicazione completa Istologica	Complicanze
Van Laethem [33]	31	25 (80.7%)	19 (61%)	3
Martin [34]	26	20 (76.9%)	11 (42.3%)	--
Mork [35]	15	13 (86.6%)	12 (80%)	--
Byrne [36]	30	27 (90%)	27 (90%)	2
Grade [37]	9	9 (100%)	7 (77.8%)	--
Brand [38]	8	8 (100%)	8 (100%)	--
Stueker [39]	21	15 (71%)	15 (71%)	--
Schulz [40]	73	69 (94.5%)	69 (94.5%)	3
Totale	213	186 (87.3%)	168 (78.8%)	8 (3.7%)

L'efficacia della riepitelizzazione sembra correlata con l'estensione della metaplasia ed una percentuale più alta di ablazione completa è stata osservata nei Barrett più corti e non circonferenziali [33].

Nel corso del follow-up i risultati tendono a deteriorarsi con una riduzione delle percentuali di successo piuttosto marcate in uno studio [33] (Tab. 2), anche se in quest'ultimo caso i risultati sono relativi solo a quei pazienti che hanno raggiunto un anno di trattamento.

In uno di questi lavori, inoltre, è stata valutata la possibile influenza di un diverso dosaggio di inibitori di pompa (omeprazolo 10 mg vs omeprazolo 40 mg) per la prevenzione della recidiva nel corso del follow-up. I risultati ottenuti ad 1 anno hanno mostrato analoghe percentuali di ricomparsa di epitelio di Barrett nonostante il diverso grado di soppressione acida. Questo sembra suggerire che sarà necessario identificare altri fattori, oltre l'acloridria, per ottimizzare i risultati nel mantenimento [33].

Questo dato verrebbe parzialmente smentito da un successivo studio [40] dove la somministrazione continuata di elevate dosi di omeprazolo (40 mg x 3/die) non ha dato luogo ad alcuna recidiva al controllo ad un anno.

Recentemente è stato pubblicato un approccio combinato, Argon plasma e chirurgia, nella prevenzione della recidiva della metaplasia colonnare nell'esofago di Barrett [41]. Dei risultati ottimali sono stati presentati in questo studio condotto su 30 pazienti che ha associato la coagulazione con Argon plasma ad una successiva plastica antireflusso. Dopo la completa eradicazione della metaplasia intestinale con rigenerazione di epitelio squamoso ottenuta nel 100% dei casi mediante ripetute sedute di coagulazione con Argon plasma è stata realizzata una plastica antireflusso. Al controllo endoscopico e bioptico realizzato sui pazienti giunti ad un anno di follow-up, l'85.7% (12/14 pazienti) permaneva eradicato.

Tabella 2. Risultati del trattamento endoscopico con Argon plasma nel follow-up

Autore	F.U. mesi	Risultati ottimali N° pz/Tot. pz	%
Van Laethem [33]	12	9/17	53
Mork [35]	6-13	11/12	91.7
Byrne [36]	6-18	19/27	70.4
Stueker [39]	8	15/21	71
Schulz [40]	12	69/69	100

Un quesito che rimane tuttora irrisolto è quale rilevanza possa avere la permanenza di porzioni ghiandolari residue poste al di sotto del nuovo epitelio squamoso; evenienza, questa, che viene riportata da diversi autori indipendentemente dalla tecnica di ablazione adottata [30, 33, 36, 42, 43].

Una risposta potrebbe venire da un recentissimo case-report [44], nel quale viene riportato lo sviluppo di un adenocarcinoma intramucoso in un paziente precedentemente sottoposto ad ablazione con Argon plasma e trattamento continuato con 40 mg di omeprazolo/die. Nel corso del follow-up, giunto al 18° mese, si osservava la presenza di una rilevatezza sessile, del diametro di 10 mm, posta al di sopra della giunzione squamocolonnare, che si dimostrava essere un adenocarcinoma intramucoso ricoperto da un sottile strato di epitelio squamoso. Gli autori pur non escludendo la possibilità che la lesione potesse essere già preesistente al trattamento endoscopico, concludevano che la persistenza di residue porzioni ghiandolari al di sotto del nuovo epitelio squamoso potrebbero mantenere il rischio di progressione neoplastica e, come tale, i pazienti sottoposti a protocolli sperimentali con tecniche ablative dovrebbero essere mantenuti sotto stretto programma di sorveglianza endoscopica.

Una ablazione adeguata del tessuto di Barrett richiederebbe una completa rimozione dell'intero strato mucoso che include non soltanto le cellule metaplasiche, ma anche le cellule progenitrici pluripotenziali potenzialmente alterate [45].

Tutti gli autori concordano che le sedute di termocoagulazione sono spesso seguite da odinofagia e dolenzia retrosternale che si può prolungare anche per diversi giorni. Tuttavia la metodica si è dimostrata sufficientemente sicura per la bassa percentuale di complicanze (3.7%) riportate complessivamente negli studi presi in esame. Queste sono rappresentate in primo luogo da cinque stenosi cicatriziali esofagee trattate, con successo, mediante dilatazione endoscopica; da una emorragia e da una perforazione entrambe risolte con terapia medica (Tab. 3).

Tabella 3. Complicanze insorte durante il trattamento endoscopico con Argon plasma

Autore	N° pz.	Emorragie	Complicanze Stenosi	Perforazioni
Van Laethem [33]	31	1 (3.2%)	2 (6.4%)	--
Byrne [36]	30	--	--	2* (6.6%)
Schulz [40]	73	--	3 (4.1%)	--

* 1 deceduto

È da segnalare, inoltre, un decesso conseguente ad una perforazione insorto precocemente nello studio [36] e legato presumibilmente alla metodologia impiegata.

In definitiva l'ablazione endoscopica dell'esofago di Barrett presenta degli indubbi vantaggi in termini di morbilità e mortalità se confrontato al trattamento chirurgico.

Tra le possibili metodiche endoscopiche la coagulazione con argon plasma si è dimostrata essere sufficientemente sicura, relativamente semplice da utilizzare, e con costi estremamente ridotti se paragonata al trattamento fotodinamico o termocoagulativo con laser. Ha dimostrato inoltre una buona efficacia in termini di eradicazione del tessuto metaplasico e riepitelizzazione con tessuto squamoso se confrontata ad un'altra metodica a basso costo quale la elettrocoagulazione multipolare [42, 43].

Anche per il trattamento con Argon plasma i rischi potenziali correlati alla metodica possono essere succintamente raggruppati in due categorie: rischi legati alla procedura nell'immediato e a breve termine, ed il rischio di sviluppare un adenocarcinoma nelle aree di mucosa trattate.

Le complicanze, pur se in percentuali ridotte (3.7% nelle casistiche considerate), sono sempre presenti e da temere per le possibili gravi conseguenze (0.4% di mortalità).

Il rischio di sviluppare un adenocarcinoma in un'area precedentemente trattata è correlato all'impossibilità di poterla valutare approfonditamente ed alla difficoltà di poterla seguire nel corso del follow-up.

In conclusione i risultati degli studi menzionati dimostrano che l'esofago di Barrett può essere riconvertito in epitelio squamoso sulla base di riscontri endoscopici e bioptici. Un problema tuttora irrisolto è come mantenere questi risultati ottimali nel lungo termine. Sembrerebbe che elevati dosaggi di inibitori di pompa protonica possano essere efficaci in tal senso [40], ma sono necessari ulteriori studi per validare questa ipotesi.

I fattori che in futuro potranno influenzare favorevolmente i risultati della coagulazione con Argon plasma sono: un miglioramento tecnico della metodica con una diffusione più uniforme del gas ed una trasmissione più uniforme dell'effetto termico alla mucosa; una migliore selezione delle caratteristiche che possono influenzare positivamente i risultati, quale per esempio l'estensione dell'area da trattare; ed in ultimo una migliore conoscenza di quei fattori che influenzano il processo di riepitelizzazione ed il suo mantenimento.

Punti chiave

- L'esofago di Barrett viene considerato una sicura ed irreversibile condizione preneoplastica.

- Il tempo occorrente per la progressione da esofago di Barrett ad adenocarcinoma è estremamente variabile, e molti pazienti non svilupperanno mai nella loro vita neanche un focolaio di displasia.

- Sino a pochi anni fa l'esofago di Barrett veniva considerato irreversibile, ma i risultati ottenuti con varie tecniche di ablazione endoscopica sembrano dimostrare che possa essere curato.

- L'ablazione endoscopica dell'esofago di Barrett dovrebbe apportare due benefici: una riduzione dell'incidenza dell'adenocarcinoma dell'esofago distale e del giunto esofago-gastrico, ed una riduzione, o addirittura una completa eliminazione, del controllo endoscopico di questa lesione.

- I risultati di diversi studi pubblicati dimostrano che l'esofago di Barrett può essere riconvertito in epitelio squamoso sulla base di riscontri endoscopici e bioptici. Un problema tuttora irrisolto è come mantenere questi risultati ottimali nel lungo termine.

- Anche per il trattamento con Argon plasma i rischi potenziali correlati alla metodica possono essere succintamente raggruppati in due categorie: rischi legati alla procedura nell'immediato e a breve termine, ed il rischio di sviluppare un adenocarcinoma nelle aree di mucosa trattate.

Bibliografia

1. Lieberman DA, Oehlke M, Helfand M, and the GORGE Consortium (1997) Risk factors for Barrett's esophagus in community-based practice. Am J Gastroenterol 92:1293-1297
2. Stein HJ, Barlow AP, DeMeester TR, Hinder RA (1992) Complications in gastroesophageal reflux disease. Role of the lower esophageal sphincter, duodenogastric reflux and esophageal acid and alkaline exposure. Ann Surg 216:35-43
3. Iaquinto G, D'Onofrio V (1995) Fisiopatologia dell'esofago di Barrett. In: GOSPE (ed) L'esofago di Barrett. Edizioni Ulisse, Milano, pp 83-96
4. Stein HJ, Hoef S, DeMeester TR (1992) Reflux and motility pattern in Barrett's esophagus. Dis Esoph agus 5:21-28
5. Fiorucci S, Santucci L, Chiucchiù S, Morelli A (1992) Gastric acidity and gastroesophageal reflux patterns in patients with esophagitis. Gastroenterology 103:855-861
6. Attwood SEA, Ball CS, Barlow AP, Jenkinson L, Norris TL, Watson A (1993) Role of intragastric and intraesophageal alkalinisation in the genesis of complications in Barrett's columnar lined lower esophagus. Gut 34:11-15
7. Reid BJ, Sanchez CA, Blount PL, Levine DS (1993) Barrett's esophagus: cell cycle abnormalities in advancing stages of neoplastic progression. Gastroenterology 105:119-129
8. Gray MR, Hall PJ, Nash J, Ansari R, Lane DP, Kingswort AN (1992) Epithelial proliferation of Barrett's esophagus by proliferating cell nuclear antigen immunolocalization. Gastroenterology 103:1769-1776
9. McArdle JE, Lewrin KJ, Randall G, Weinstein W (1992) Distribution of dysplasias and early invasive carcinoma in Barrett's oesophagus. Hum Pathol 23:479-482
10. Reid BJ, Blount PL, Rubin CE, Levine DS, Haggitt RC, Rabinovitch PS (1992) Flow-cytometric and histological progression to malignancy in Barrett's esophagus: prospective endoscopic surveillance of a cohort. Gastroenterology 102:1212-1219
11. Hameeteman W, Tytgat GNJ, Houthoff HJ, Van Den Theel JG (1989) Barrett's esophagus: development of dysplasia and adenocarcinoma. Gastroenterology 96:1249-1256
12. Levine Ds, Haggitt RC, Irvine S, Reid BJ (1996) Natural history of high-grade dysplasia in Barrett's esophagus. Gastroenterology 110:A550
13. Falk GW, Richter JE (1996) Reflux disease and Barrett's oesophagus. Endoscopy 28: 13-21
14. Spechler SJ, Robbins AH, Rubins HB, Vincent ME, Heeren TH, Doos WG, Colton T, Schirmel EM (1984) Adenocarcinoma and Barrett's oesophagus: an overrated risk? Gastroenterology 87:927-933
15. Cameron AJ, Ott BJ, Payne WS (1985) The incidence of adenocarcinoma in columnar-lined (Barrett's) esophagus. N Engl J Med 131:857-859
16. Cameron AJ, Lomboy CT, Pera M, Carpenter HA (1995) Adenocarcinoma of the esophagogastric junction and Barrett's esophagus. Gastroenterology 109:1541-1546
17. Peters J, Clark G, Ireland A, Chandrasoma P, Smyrk T, DeMeester T (1994) Outcome of adenocarcinoma arising in Barrett's esophagus in endoscopically surveyed and nonsurveyed patients. J Thorac Cardiovasc Surg 108:813-822
18. Spechler SJ (1987) Endoscopic surveillance for patients with Barrett's oesophagus: does the cancer risk justify the practice? Ann Intern Med 106:902-904
19. Spechler SJ (1992) The frequency of esophageal cancer in patients with Barrett's esophagus. Acta Endosc 22:541-544
20. Sampliner RE, Garewal HS, Fennerty MB (1990) Lack of impact of therapy on extent of Barrett's esophagus in 67 patients. Dig Dis Sci 35:93-96
21. Sampliner RE (1994) Effect of up to 3 years of high-dose lansoprazole on Barrett's esophagus. Am J Gastroenterol 89:1844-1848
22. Ortiz A, Martinez de Haro L, Parrilla P, Morales G, Molina J, Bermejo J, Liron H, Aguilar J

(1996) Conservative treatment versus antireflux surgery in Barrett's oesophagus: long-term results of a prospective study. Br J Surg 83:274-278
23. Gore S, Healey CJ, Sutton R (1993) Regression of columnar-lined (Barrett's) oesophagus with continuous omeprazole therapy. Aliment Pharmacol Ther 7:623-628
24. Malesci A, Savarino V, Zentilin P, Belicchi A, Mela G, Lapertosa G, Bocchia P, Ronchi G, Franceschi M (1996) Partial regression of Barret's oesophagus by long-term therapy with high-dose omeprazole. Gastrointest Endosc 44:700-707
25. Berenson MM, Johnson TD, Markowitz NR, Buchi KN, Samowitz WS (1993) Restoration of squamous mucosa after ablation of Barrett's esophageal epithelium. Gastroenterology 104:1686-1691
26. Gillen P, Keeling P, Byrne PJ, West AB, Hennessy TPJ (1988) Experimental columnar metaplasia in the canine oesophagus. Br J Surg 75:113-115
27. Sampliner RE et al (1993) Regression of Barrett's esophagus by laser ablation in an anacid environment. Dig Dis Sci 38:365-368
28. Salo JA, Salminen JT, Kiviluoto TA, Nemlander A, Ramo O, Farkkila M, Kivilaakso E, Mattila S (1998) Treatment of Barrett's esophagus by endoscopic laser ablation and antireflux surgery. Ann Surg 227:40-44
29. Brand L, Kauvar D (1992) Laser-induced transient regression of Barrett's epithelium. Gastrointest Endosc 38:619-622
30. Barham C, Jones R, Biddlestone L, Hardwick R, Spepherd N, Barra H (1997) Phototermal laser ablation of Barrett's oesophagus: endoscopic and histological evidence of squamous re-epithelisation. Gut 41:281-284
31. Brand L, Blansky RL, Kauvar D (1995) Repeat laser therapy of recurrent Barrett's epithelium: success with anacidity. Gastrointest Endosc 41:267
32. Farin G, Grund KE (1994) Technology of Argon-Plasma-Coagulation with particular regard to endoscopic application. End Surg 2:71-77
33. Van Laethem JL, Cremer M, Peny MO, Delhaye M, Devière J (1998) Eradication of Barrett's mucosa with argon plasma coagulation and acid suppression: immediate and mid term results. Gut 43:747-751
34. Martin WR, Jakobs R, Spiethoff A, Maass S, Riemann JF (1999) Treatment of Barrett esophagus with argon plasma coagulation with acid suppression – a prospective study. Z Gastroenterol 37:779-784
35. Mork H, Barth T, Kreipe HH, Kraus M, Al-Taie O, Jakob F, Scheurlen M (1998) Reconstitution of squamous epithelium in Barrett's oesophagus with endoscopic argon plasma coagulation: a prospective study. Scand J Gastroenterol 33:1130-1134
36. Byrne JP, Armstrong GR, Attwood SE (1998) Restoration of a normal squamous lining in Barrett's esophagus by argon beam plasma coagulation. Am J Gastroenterol 93:1794-1795
37. Grade AJ, Shah IA, Medlin SM, Ramirez FC (1999) The efficacy and safety of argon plasma coagulation therapy in Barrett's esophagus. Gastrointest Endosc 50:18-22
38. Brand B, Porthun M, Thonke F, Bohnacker S, Seitz U, von Schern T, Matsui U, Jaeckle S, Soehendra N (1998) Argon plasma coagulation for endoscopic treatment of Barrett's esophagus. Digestion 59:ExhB4173
39. Stueker D, Dopieralski A, Zindel C, Farin G, Grund KE (1998) Argon plasma coagulation for ablation of Barrett's epithelium. First clinical results in 21 patients. Digestion 59: ExhB4150
40. Schulz H, Miehlke S, Antos D, Schentke KU, Vieth M, Stolte M, Bayerdorffer E (2000) Ablation of Barrett's epithelium by endoscopic argon plasma coagulation in combination with higt-dose omeprazole. Gastrointest Endosc 51:659-63
41. Tigges H, Fuchs K H, Maroske J, Fein M, Thiede A (2000) Combination of endoscopic argon plasma coagulation (EACP) and antireflux surgery for treatment of Barrett's esophagus. S. Diego DDW ab.3716

42. Sharma P, Bhattacharyya A, Garewal HS, Sampliner RE (1999) Durability of new squamous epithelium after endoscopic reversal of Barrett's esophagous. Gastrointest Endosc 50:159-164
43. Michopoulos S, Tsibouris P, Bouzakis H, Sotiropoulow M, Kralios N (1999) Complete regression of Barrett's esophagous with heat probe thermocoagulation: mid-term results. Gatrointest Endosc 50:165-172
44. Van Laethem JL, Peny MO, Salmon I, Cremer M, Devière J (2000) Intramucosal adenocarcinoma arising under squamous re-epithelialisation of Barrett's oesophagus. Gut 46:574-577
45. Boch JA, Shields HM, Antonioli DA, Zwas F, Sawhney RA, Trier JS (1997) Distribution of cytokeratin markers in Barrett's specialized columnar epithelium. Gastroenterology 112:760-765

La sindrome di Mallory-Weiss: review

M. Morino, F. Rebecchi, C. Giaccone

Definizione

Sindrome caratterizzata da severa emorragia del tratto digestivo superiore provocata da una lacerazione a livello della giunzione esofago-gastrica, che si verifica in seguito a violenti e ricorrenti episodi di vomito.

Cenni storici

Nel 1879 Quincke descrisse un episodio di profusa emorragia del tratto gastrointestinale superiore successivo a una lacerazione in corrispondenza della giunzione esofago-gastrica [1]. Nel 1929 Mallory e Weiss associarono alcuni episodi di emorragia gastrointestinale superiore a vomito e a consumo di alcol, descrivendo in tal modo la sindrome che da loro prende il nome [2]. La definizione della sindrome si basava sulla correlazione esistente tra le abitudini di vita di quattro pazienti deceduti in seguito ad episodi di ematemesi e il reperto autoptico che evidenziava in ciascuno di loro lacerazioni lineari a livello di giunzione esofago-gastrica.

Whiting e Barron furono i primi nel 1955 ad intervenire chirurgicamente con successo su una lesione di Mallory-Weiss [3] mentre la prima diagnosi endoscopica pre-operatoria fu eseguita da Hardy nel 1956 [4].

Clinica Chirurgica, Ospedale Molinetti, Corso Bramante 88, 10126 Torino

La reale incidenza e la storia naturale di questa sindrome sono state correttamente comprese soltanto con l'avvento della fibroscopia flessibile: quella che infatti era considerata una patologia di raro riscontro (una revisione della letteratura inglese eseguita da Holmes nel 1966 mostrò soltanto 106 casi [5]) è oggi ritenuta una causa relativamente frequente di sanguinamento del tratto digestivo superiore.

Epidemiologia

Un'attenta revisione della letteratura condotta in epoca successiva all'avvento dell'endoscopia flessibile dimostra come in presenza di emorragia digestiva superiore la causa sia da ricollegare ad una sindrome di Mallory-Weiss nel 7.9% dei casi (range 3.8% - 15%) [6-9]. Tale variabilità è probabilmente da porre in funzione del lasso di tempo tra sintomi ed esame endoscopico a causa dei rapidi processi riparativi. Tale incidenza sarebbe ancora più alta secondo alcuni [10] in relazione al fatto che le lesioni caratteristiche a livello del giunto esofago-gastrico potrebbero non essere osservate durante un esame endoscopico condotto in pazienti con ripetuti conati di vomito o perché l'entità della sintomatologia presentata dal paziente non è tale da far considerare l'opportunità di un'indagine endoscopica.

Le decadi più comunemente interessate vanno dalla III alla VIII [10, 11] anche se per altri tale patologia si manifesta solo dalla IV alla VI decade [12]; l'età media è, comunque, nelle varie casistiche, sui 45 anni. La patologia più frequentemente associata è l'ernia iatale da scivolamento con una frequenza che oscilla, secondo le casistiche, dal 17% al 75% [11-13]. Altre patologie associate sono le gastriti e le gastro-duodeniti (dal 14% al 39% dei casi) [11, 12].

Anatomia patologica

Le lacerazioni sono lineari, a margini irregolari, disposte parallelamente all'asse maggiore dell'esofago e di lunghezza variabile da alcuni millimetri a diversi centimetri. Esse si localizzano tipicamente nell'esofago distale, a cavallo della giunzione esofago-gastrica o in prossimità dello stomaco; possono essere confinate alla mucosa o penetrare in profondità fino a perforare la parete del viscere.

In particolare la sede della lesione normalmente localizzata a livello della giunzione esofago-gastrica è situata nell'83% dei casi nel versante della piccola curva, nel 9.9% a livello della grande curva, nel 4.4% dei casi sulla parete gastrica posteriore e nel 2.7% sulla parete gastrica anteriore [11, 14] (Fig. 1).

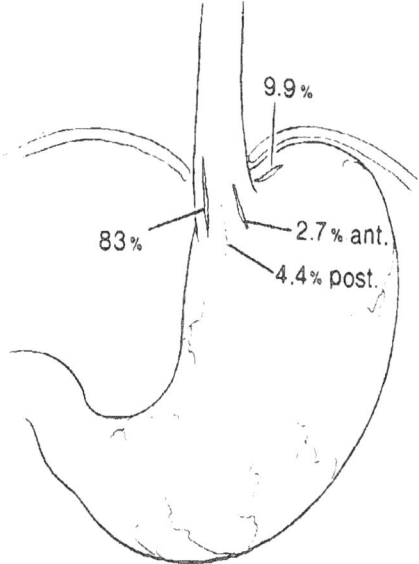

Fig. 1. Sedi di fissurazione della sindrome di Mallory-Weiss

La lunghezza della lesione in media è di circa 2 cm [11], ma sono riportati casi da 0,5 fino anche a 12 cm [6]. La lesione può essere unica (82% dei casi) o duplice (10.2% dei casi) ma sono descritti casi anche con 3 o più fissurazioni [6, 11].

Il sanguinamento è dovuto a piccoli vasi arteriosi o a una lesione della mucosa e del sottostante plesso venoso congesto [15].

Da un punto di vista istologico i reperti spesso non sono patognomonici: in fase precoce si rileva una perdita di sostanza accompagnata da fenomeni emorragici recenti ai bordi della lesione stessa a cui fa seguito successivamente una reazione flogistica aspecifica. L'infezione della lacerazione può portare ad un'ulcera infiammatoria o a mediastinite, soprattutto nei casi in cui vi è una evoluzione in lesione parietale completa.

Eziopatogenesi

L'evento fisiopatologico scatenante la sindrome di Mallory-Weiss pare legato ad un aumento improvviso della pressione intra-addominale e/o intragastrica. L'aumento della pressione intra-addominale può essere conseguenza di singhiozzo, tosse, traumi toraco-addominali chiusi, crisi asmatiche o epilettiche, massaggio cardiaco a torace chiuso [13, 16]. L'aumento della pressione intragastrica, che costituisce la causa di più comune riscontro (50%-85% a seconda delle casistiche), risulta secondaria a crisi di vomito da alcoolismo (27%-83% dei casi a seconda delle casistiche) [6, 12], chemioterapia [7], assunzione cronica di FANS, assunzione di farmaci emetici [17], cefalea severa [16], gravidanza o più raramente iperinsufflazione in corso di esami endoscopici [6, 18].

L'assunzione di alcol, quindi, che in associazione al vomito e all'ematemesi costituisce la triade descritta originariamente da Mallory-Weiss, non rappresenta l'unico fattore patogenetico.

La tendenza alla fissurazione è verosimilmente da porre in relazione con il gradiente pressorio trans-murale a livello della giunzione gastro-esofagea e con l'aumento della pressione intragastrica: tali fenomeni sono maggiori durante i conati di vomito.

L'ernia iatale da scivolamento assume una notevole importanza nella patogenesi della sindrome di Mallory-Weiss [10, 13, 19, 20]; durante i conati di vomito si ha aumento della pressione nella tasca dell'ernia dove la pressione corrisponde a quella della parete dello stomaco sotto il diaframma e non a quella intratoracica [6, 11]. Incontinenza cardiale, malformazioni cardio-tuberositarie e malattia da reflusso gastroesofageo (dimostrata endoscopicamente e/o con pH-metria delle 24 ore) costituiscono condizioni patologiche comunemente associate alla sindrome di Mallory-Weiss.

La presenza di esofagite da reflusso non sembra giocare un ruolo decisivo nella costituzione delle ulcerazioni; si tratta probabilmente di un epifenomeno espressione di alterata funzionalità dello sfintere esofageo inferiore, in tali casi concausa della lesione di Mallory-Weiss [21].

Altre situazioni che determinano una sovradistensione dello stomaco (pasto copioso seguito dalla assunzione di alcali effervescenti, ostruzione pilorica, ecc.) possono essere responsabili di lacerazioni sul versante gastrico [20].

L'assunzione di farmaci antinfiammatori non steroidei (FANS) o di altri farmaci antiaggreganti piastrinici, rilevabile nel 5-20% dei pazienti con sindrome di Mallory-Weiss potrebbe giocare un ruolo aggravante nello sviluppo di tale patologia, anche se il suo esatto meccanismo non è stato ancora dimostrato [21, 22].

Sintomatologia e diagnosi

La presenza di sangue nel vomito o nel sondino naso-gastrico (nell'87%-92% dei casi) [6, 12] è il segno più comune. L'ematemesi è stata rilevata con una frequenza massima del 39% dei casi [23], mentre la melena viene riportata come sintomo di esordio con una frequenza variabile a seconda delle casistiche dal 27% al 45% [6, 12]. Altri sintomi comunemente riferiti comprendono la nausea e/o i conati di vomito ripetuti e prolungati (dal 43% al

60% dei casi) [12, 23], singhiozzo [11] e distensione gastrica eccessiva; nel 30% dei casi non vi è alcun segno clinico [12] ed in questi casi la diagnosi è stata fatta casualmente indagando ad esempio un'anemia acuta.

L'anamnesi, anche se da sola insufficiente per stabilire la diagnosi, può essere utile per individuare possibili cause eziopatogenetiche (recente assunzione di alcolici, farmaci antinfiammatori non steroidei, pasti abbondanti, pregressa diagnosi di ernia iatale).

Risulta inoltre importante considerare l'eventuale presenza di malattie associate (alcolismo, epatopatie croniche e/o cirrosi, malattie gastro-duodenali e da reflusso gastroesofageo, ipertensione arteriosa, diabete, malattie cardiovascolari, neoplasie, ecc.), e l'assunzione di farmaci (antiaggreganti e/o anticoagulanti, chemioterapici, diuretici, antidiabetici, antiulcerosi, ecc.)

Nella maggioranza dei casi non è tuttavia possibile differenziare in base ai soli dati clinici (anamnesi, esame obiettivo con i parametri della pressione arteriosa, della frequenza cardiaca e della diuresi) la sindrome di Mallory-Weiss da altre cause di emorragia delle prime vie digestive; anche le indagini di laboratorio, tra cui in particolare i globuli rossi, l'emoglobina e l'ematocrito risultano comunemente alterati, non consentono una diagnostica differenziale.

La metodica di scelta per la diagnosi risulta attualmente l'endoscopia che può definire natura, gravità, sede del sanguinamento, estensione della lesione ed eventuali patologie associate (esofagiti, ernia iatale, gastroduodeniti, ulcere gastriche e/o duodenali); essa, inoltre, ricopre un ruolo fondamentale, come descritto successivamente, da un punto di vista terapeutico [11]. L'indagine endoscopica consente la diagnosi di certezza di sindrome di Mallory-Weiss con una frequenza variabile a seconda della casistiche riportate in letteratura dal 71% al 95% dei casi [6, 12, 23]. Tale variabilità è probabilmente da porre in relazione all'intervallo di tempo trascorso tra il sintomo e l'indagine endoscopica. Il reperto è di solito rappresentato da un trombo di fibrina su una lesione lineare mucosa, in sanguinamento attivo, adiacente alla giunzione esofago-gastrica.

Altre indagini, ormai del tutto superate dall'avvento dell'endoscopia, sono l'Rx transito esofago-gastrico con doppio contrasto e l'arteriografia selettiva del tripode e dell'arteria gastrica sinistra. In particolare per quanto concerne l'Rx transito esofago-gastrico, esso risulta di poca utilità non visualizzando le fissurazioni della Mallory-Weiss perché limitate alla mucosa e al massimo alla sottomucosa; peraltro secondo alcuni autori l'indagine del tratto digestivo superiore può essere utile per la diagnosi di un'eventuale ernia iatale associata [24-26]. L'arteriografia selettiva del tripode celiaco e dell'arteria gastrica sinistra è stata attuata con successo negli anni '70 (77.7% dei casi nell'esperienza di Fischer) [27] anche se solo in una minoranza di casi è stato possibile visualizzare una fuoriuscita del mezzo di contrasto (38.8%).

Complicanze

L'ulcera di Mallory-Weiss può evolvere raramente in lesione parietale completa; in tale caso è possibile lo sviluppo di una mediastinite che si manifesta clinicamente con la comparsa di dispnea, cianosi, dolore toracico, enfisema mediastinico che raggiunge rapidamente il collo e la parete toracica, eventualmente associato a pneumotorace e/o a versamento pleurico.

Altre possibili complicanze comprendono le polmoniti ab ingestis, l'insufficienza cardiorespiratoria, l'insufficienza epatica e la coagulazione intravasale disseminata (CID) ed incidono con una percentuale variabile dal 4% al 30% [11, 12].

Terapia

Il primo approccio terapeutico al paziente con emorragia digestiva alta successiva a lacerazione di Mallory-Weiss prevede il controllo dei parametri vitali attraverso monitorizzazione di funzione cardiaca e stato pressorio e valutazione biochimica (emocromo, funzionalità renale, assetto coagulativo). Nel caso in cui tali parametri siano alterati si devono adottare tutti gli interventi necessari a ristabilire le funzioni deficitarie con particolare attenzione alla correzione emodinamica di un eventuale shock ipovolemico, da attuarsi per mezzo di infusione di cristalloidi, colloidi e sangue. Una volta attuate le misure di rianimazione e monitoraggio, è consigliabile eseguire un lavaggio della lesione con soluzione fisiologica ghiacciata; secondo alcuni autori questa semplice manovra garantisce il controllo dell'emorragia nel 75% dei casi [6, 11, 12].

La tecniche utilizzate nel controllo dell'emorragia digestiva associate a lesione di Mallory-Weiss si distinguono in medica iniettiva, endoscopica e chirurgica.

La terapia medica iniettiva prevede l'uso routinario dei farmaci antiacidi tra cui gli inibitori di pompa protonica (Omeprazolo e derivati) rappresentano allo stato attuale il "gold standard"; lo scopo della terapia antiacida non è quello di curare l'emorragia acuta ma quello di prevenire la precoce recidiva determinando una riduzione della secrezione acida. Nei casi in cui la sintomatologia prevalente è rappresentata dai conati di vomito, trovano indicazione i farmaci antiemetici (metoclopramide e derivati) per eliminare una delle cause di maggiore importanza nella genesi delle lesioni ulcerose esofagee. L'iniezione di vasopressina o per via venosa sistemica o per via endoarteriosa, posizionando il catetere di infusione a livello dell'arteria celiaca o dell'arteria gastrica sinistra, riveste ormai un significato esclusivamente da un punto di vista storico [6, 12, 23].

La scelta della somministrazione arteriosa doveva tenere in considerazione gli effetti bradicardizzante ed ipertensivo del farmaco, nonché le complicanze legate all'utilizzo del catetere di infusione, quali ad esempio la sepsi o gli ematomi pulsanti in sede inguinale.

Il meccanismo di azione della vasopressina consiste nell'indurre vasocostrizione delle arteriole splacniche. Oltre alla vasopressina, o in associazione ad essa, alcuni autori hanno utilizzato l'embolizzazione selettiva transcatetere per via arteriosa effettuata soprattutto con Gelfoam [6, 27].

Con la diffusione dell'esofago-gastroscopia interventistica, tali presidi sono stati superati dalle tecniche di iniezione endoscopica di sostanze sclerosanti o di farmaci. La terapia iniettiva endoscopica costituisce attualmente in virtù del basso costo, della facile modalità di somministrazione e della inequivocabile efficacia la tecnica emostatica maggiormente diffusa [28-30].

Sebbene le sostanze usate nel corso degli anni siano state diverse, il meccanismo d'azione primario, consistente nell'effetto meccanico esercitato dal ponfo, risulta il medesimo.

Le sostanze maggiormente utilizzate sono l'adrenalina, il polidocanolo e l'etanolo; di questi, mentre l'adrenalina provoca un danno superficiale, l'etanolo ed il polidocanolo determinano una trombosi vascolare più efficace. Altre sostanze utilizzate sono l'etanolamina oleato, il tetradecilsolfato di Na, il sodio morruato.

Il meccanismo d'azione, la dose e la sede di iniezione delle sostanze più frequentemente utilizzate sono riportate in Tabella 1.

Tabella 1. Terapia inettiva endoscopica: soluzioni, dosi e sedi di iniezione

Sostanza	Volume per inezione	Dose totale	Sede iniezione
Adrenalina 1:10000	0.5-2	8-10	Bordo dell'ulcera
Adrenalina 1:10000 + Polidocanolo 1%	0.5-2 1-2	5-10 5	Perivascolare Bordo del vaso
Etanolo 98%	0.1-0.2	0.6-1.2	Base del vaso
Trombina	3	10-15	Intra e perivascolare
Polidocanolo 1%	1-2	5	Base del vaso
Soluzione ipertonica 3.6% + Adrenalina 1:20000	3	9-12	Base del vaso
Soluzione ipertonica 7.2% + Adrenalina 1:20000	1	3-4	Sul fondo dell' ulcera

L'adrenalina agisce vasocostringendo le arteriole sottomucose e quindi determinando la riduzione del flusso venoso e l'arresto dell'emorragia senza causare danni tissutali [28]. Alcuni studi riconoscono all'adrenalina, che può essere diluita in soluzione fisiologica in proporzione 1:10.000 o 1:20.000, una funzione promuovente l'aggregazione piastrinica [31].

La soluzione di NaCl, così come l'iniezione di soluzione ipertonica, provoca trombosi vascolare successiva a edema e a degenerazione fibrinoide della parete vascolare [32]. Può essere associata all'adrenalina per ottenere un effetto vasocostrittore sinergico e prolungato.

Sia la soluzione di NACl sia la soluzione di adrenalina diluita rappresentano le sostanze maggiormente impiegate nei lavori pubblicati in letteratura e nella nostra esperienza [12, 14, 15].

Sostanze alternativamente utilizzate sono rappresentate dal polidocanolo e dall'etanolo. Il polidocanolo agisce provocando a carico della parete mucosa un'importante reazione infiammatoria caratterizzata da edema tissutale e danno intimale, cui fanno seguito processi di trombosi e sclerosi [33].

L'etanolo attraverso processi di disidratazione e fissazione di mucosa e sottomucosa provoca degenerazione parietale e necrosi delle cellule parietali, cui fa seguito la trombosi del vaso [29, 34]. Sembra essere più efficace nel provocare trombosi e coagulazione delle arterie della sottomucosa.

Tra le complicanze della terapia iniettiva endoscopica a livello dell'esofago distale vengono riportate l'emorragia indotta, le perforazioni e le reazioni sistemiche.

L'emorragia indotta si verifica in seguito a manovre endoscopiche attuate a scopo diagnostico o terapeutico a livello di una lesione non sanguinante al momento dell'esame. L'incidenza di tale complicazione varia a seconda delle casistiche dallo 0% al 45% [35]. Il sanguinamento interviene nella maggioranza dei casi durante la rimozione di un coagulo adeso e durante la fase di emostasi. Sebbene nella maggioranza dei casi l'emorragia indotta venga controllata dall'iniezione della sostanza emostatica, in alcuni casi risulta necessario ricorrere all'intervento chirurgico.

La necrosi estesa della mucosa con conseguente perforazione costituisce una complicanza meno frequente con una incidenza che si attesta a seconda delle casistiche tra lo 0% e il 7% [36]. Le sostanze che più frequentemente provocano un maggior effetto istolesivo causando una trombosi permanente sono l'etanolo, il polidocanolo e le sostanze sclerosanti in genere [36].

Per ciò che concerne gli effetti collaterali sistemici dell'adrenalina, sebbene in letteratura non vengano riportati particolari complicanze cardiocircolatorie, Stevens ha rilevato recentemente un caso di crisi ipertensiva (PAOS 330/140, Fc 150) successiva a iniezione di Adrenalina 1:10000 su una lesione di Mallory-Weiss sanguinante [37]. A livello della giunzione esofago-gastrica il sistema venoso portale e quello cavale sono in diretta comunicazione attraverso i plessi venosi estrinseco ed intrinseco: per tale motivo una certa dose di farmaco iniettata a questo livello potrebbe entrare in circolo senza passare attraverso il filtro epatico. L'iniezione di adrenalina nella sindrome di Mallory-Weiss è da utilizzare con cautela nei pazienti che presentino fattori di rischio per malattie cardiocircolatorie o con ipertensione portale.

La terapia termica endoscopica produce retrazione dei tessuti e emostasi vasale attraverso la coagulazione delle proteine. La temperatura adottata deve attestarsi intorno ai 60°C, in quanto l'utilizzo di temperature più elevate può causare necrosi cellulare, distruzione ed evaporazione dei tessuti, ulcere profonde e perforazione. Oltre all'effetto termocoagulativo, tali metodiche endoscopiche sfruttano l'azione tamponante compressiva esercitata dallo strumento sul vaso sanguigno.

Le metodiche utilizzate sono l'elettrotermocoagulazione, la fotocoagulazione laser, la coagulazione con Argon plasma.

L'elettrocoagulazione può essere distinta in monopolare, che a causa dell'utilizzo di correnti maggiori risulta meno efficace e più rischiosa per danno tissulare, e bipolare, metodica preferita e maggiormente diffusa. Il meccanismo d'azione sfrutta la capacità dell'energia elettrica di trasformarsi in energia termica a livello del punto di contatto dello strumento con la mucosa lacerata. In due studi controllati [38, 39] è stato dimostrato come l'elettrocoagulazione bipolare sia significativamente più efficace della terapia conservativa, sia nei pazienti con sanguinamento attivo che con vaso visibile, in termini di emostasi e di necessità di chirurgia, con riduzione del numero di trasfusioni e dei tempi di ospedalizzazione. Recentemente per evitare i problemi della coagulazione monopolare è stata messa a punto una sonda termica costituita da un cilindro cavo di alluminio rivestito di Teflon (heater probe) contenente una spirale che raggiunge anche i 250°C; nei tessuti quindi non passa elettricità, ma il calore viene ceduto per conduzione e una sorgente d'acqua crea una interfaccia liquida tra tessuto e sonda.

La tecnica di fotocoagulazione con laser Nd:Yag risulta attualmente poco utilizzata a causa dell'elevato costo dell'apparecchiatura e dell'assenza di vantaggi rispetto alle altre tecniche.

L'Argon plasma coagulation rappresenta una nuova metodica di termocoagulazione basata sulla trasmissione di energia termica al tessuto attraverso un flusso di gas argon in assenza di contatto tra la sonda e la superficie da coagulare. Consente una modalità di trattamento multidirezionale (assiale, laterale, radiale e "a curva") e si è dimostrata sicura ed efficace al pari degli altri trattamenti termici sia nei pazienti con sanguinamento attivo che con vaso visibile [40].

Resta ancora da ricordare, infine e per ragioni di completezza dei trattamenti endoscopici, l'impiego delle legatura elastica o di clips emostatiche nei casi di ulcere sanguinanti con vaso visibile [41].

Il ruolo della chirurgia nel trattamento dei pazienti affetti da sindrome di Mallory-Weiss rappresenta l'ultimo ed insostituibile caposaldo di difesa nell'algoritmo terapeutico prima che il sanguinamento massivo determini shock emorragico ad evoluzione infausta. La decisione di intraprendere la terapia chirurgica viene presa quando:
a) le metodiche endoscopiche non sono in grado di dominare le perdite ematiche o rilevare la sede del sanguinamento in pazienti in precario equilibrio emodinamico (8% dei casi);
b) si ripropone una recidiva immediata non più controllabile endoscopicamente.

Complessivamente, dai dati riportati in letteratura e nella nostra esperienza [23, 42, 43], il ricorso alla chirurgia risulta necessario in non più del 5%-10% dei casi ed i risultati migliori vengano ottenuti, a parità di competenze, presso quei centri nei quali si è ricercata e consolidata una collaborazione multidisciplinare che coinvolge principalmente le figure dell'endoscopista e del chirurgo nella comune gestione dei pazienti. In letteratura la mortalità dopo chirurgia d'urgenza varia dall'1.5% al 10% dei casi [14].

Gli obiettivi fondamentali dell'intervento d'urgenza sono il controllo dell'emorragia e la prevenzione delle recidive future. In epoca pre-endoscopica si doveva ricorrere ad lunga gastrotomia per evidenziare la sede emorragica; adesso, potendo conoscere esattamente la sede, viene eseguita abitualmente una gastrotomia limitata alta. Nei casi di interventi d'urgenza senza aver potuto verificare la sede della lesione in endoscopia viene ricercato il cosiddetto "Freark's Sign", rappresentato da ecchimosi sottosierosa nelle vicinanze della giunzione gastro-esofagea, patognomonica di Mallory-Weiss [21, 23]. Abitualmente attraverso la gastrotomia si effettua sutura continua della lacerazione con filo riassorbibile; nei casi di lacerazione più alta può essere necessario ricorso a toracofrenolaparotomia per poter accedere all'esofago distale in maniera appropriata anche in considerazione della frequente associazione tra ulcera di Mallory-Weiss ed ernia iatale. Nella nostra esperienza è fondamentale la possibilità di avvalersi di una endoscopia intra-operatoria per poter ricorrere ad una apertura "mirata" del tubo digestivo (stomaco o più raramente esofago).

In rari casi si è dovuto procedere a gastrectomia, essenzialmente negli anni antecedenti all'avvento dell'endoscopia [11, 12].

Prognosi

Il decorso clinico dei pazienti affetti da sindrome di Mallory-Weiss è legato fondamentalmente a due fattori: l'entità del danno e la presenza di epatopatia. La sopravvivenza a 10 anni riportata da Fisher è di circa il 73%

[27]; la mortalità è bassa e varia a seconda delle casistiche dal 3.5% al 7.5% [11, 27]. La recidiva per alcuni non è documentata [6], per altri è rara [23] ed è possibile che le cause di insorgenza siano da ricondursi ad altre patologie, quali varici o ulcere peptiche.

Quando è presente come concausa il potus, la prognosi è essenzialmente in funzione della sospensione dell'intossicazione stessa.

Punti chiave

- La sindrome di Mallory-Weiss è responsabile di circa il 7.9% di tutti i sanguinamenti del tratto digestivo superiore endoscopicamente diagnosticati.

- L'endoscopia in urgenza permette di ottenere una rapida diagnosi e l'arresto dell'emorragia con terapia iniettiva o termica in oltre il 92% delle lesioni.

- Il ruolo della terapia chirurgica rimane confinato ai casi di precoce recidiva di sanguinamento, di fallimento della terapia endoscopica, di stati di shock ipovolemico a precoce insorgenza.

Bibliografia

1. Quincke H (1879) Ulcus oesophagi ex digestione. Dtsch Arch Klin Med 24:72
2. Mallory GK, Weiss S (1929) Haemorrahages from lacerations of tha cardiac orifice of the stomach due to vomiting. Am J Med Sci 178:506-515
3. Whiting EG, Barron G (1955) Massive hemorrhage from a laceration apparently caused by vomiting in the cardiac region of the stomach with recovery. Calif Med 82:188
4. Woderhoff D, Gros H (1982) Endoscopic haemostasis by injection-therapy in high risk patients. Endoscopy 14:196-199
5. Holmes KD (1966) Mallory-Weiss syndrome: review of 20 cases and literature review Ann Surg. 164:810
6. Michel L, Serrano A, Malt RA (1980) Mallory-Weiss Syndrome: evolution of diagnostic and therapeutic patterns over two decades. Ann Surg 192:716-721
7. Domschke W, Lederer P, Lux G (1983) The value of emergency endoscopy in upper gastrointestinal bleeding. Review and analysis of 2,014 cases. Endoscopy 15:126-131
8. Di Felice G (1991) The current role of endoscopy in Mallory-Weiss syndrome. Surg Endosc 5:24-27
9. Nincheri Kunz M, Cozzani R, Valle O (1995) La sindrome di Mallory-Weiss. Casi clinici e revisione della letteratura. Minerva Chir 50:367-380
10. Baker RW, Aran HS, Yvona MT (1982) Mallory-Weiss tear complicating upper endoscopy: case reports and review of the literature. Gastroenterology 82:180-182
11. Sugawa CMD, Pernshek D, Walt AJ (1983) Mallory-Weiss Syndrome. The study of 224 patients Am J Surg 145:30-33

12. Hastings PR, Kenneth WP, Isidore C (1981) Mallory-Weiss Syndrome. Review of 69 cases. Am J Surg 142:560-562
13. Knauer HD (1976) Mallory-Weiss Syndrome. Carachterization of 75 Mallory-Weiss laceration in 528 patients with upper gastrointestinal hemorrage. Gastroenterology 71:5-8
14. Rodella L, Catalano F, Kind R, Lombardo F, De Manzoni G, Guglielmi A (1999) La sindrome di Mallory-Weiss (risultati su 160 casi). Minerva Chir 54:669-676
15. Becelli S (1981) Le emorragie delle prime vie digerenti. In: Cordiano C, D'Amico D Manuale di chirurgia d'urgenza. Piccin, Padova, pp 680-685
16. Pagel J, Lindkaer-Yensen S, Van Nielsen O (1975) The Mallory-Weiss Syndrome. Acta Chir Scand 141:532
17. Tanberg D, Liechty EJ, Fishbein D (1981) Mallory-Weiss Syndrome. An unusual complication of ipecap-induced emesis. Ann Emerg Med 10:521-523
18. Baker RW, Spiro AH, Trnka YE (1982) Mallory-Weiss tear complication upper enoscopy: case reports and review of the literature. Gastroenterology 82:102-104
19. Fleischner FG (1956) Hiatal hernia complex: hiatal hernia peptic esophagitis, Mallory-Weiss Syndrome, hemorrhage and anemia, and marginal esophagogastric ulcer. JAMA 162:183-191
20. Watts HD (1976) Lesions brougth on by vomiting: the effect of hiatal hernia on the site of injury. Gastroenterology 71: 683-688
21. Paquet KJ, Mercado-Diaz M, Kalk JF (1990) Frequency, significance and therapy of the Mallory-Weiss Syndrome in patients with portal hypertension. Hepatology 11:879-883
22. Carrè D, Netges JP, Nousbaum JP, Calvin JN, Gourou H, Robaszkiewicz M (1996) LES formes graves du syndrome de Mallory-Weiss. Gastroenterol Clin Biol 20:610-612
23. Bubrick MP, Lundeen JW, Oustad JR, Hitchcock CR (1980) Mallory-Weiss Syndrome: analysis of fiftynine cases. Surgery 88:400-405
24. Meyers S, Conrad FU (1977) The roentgengraphic demonstration of a gastric mucosal laceration (Mallory-Weiss lesion). Am J Gastroenterol 67:281
25. Koehler PR (1969) New approches to the radiological diagnosis of the Mallory-Weiss syndrome. Br J Cardiol 42:354
26. Bruns DL, Micolosi CR (1976) Barium demonstration of Mallory-Weiss syndrome. Minerva Med 59:599
27. Fischer RG, Schwartz JT, Graham DM (1980) Angiotherapy with Mallory-Weiss tear. Am J Roentgenol 134:679-684
28. Whittle T, Sugawa C, Lucas C (1991) Effect of hemostaitc agents in canine gastric serosal blood vessels. Gastrointest Endosc 37:305-309
29. Ruzkovski CJ, Sanovski R (1991) Injection therapy for hemostasis of bleeding peptic ulcers techniques and results of randomized prospective trials. Gastrointest Endosc Clin N Am 2:303-318
30. Johnston GW, Rodgers HW (1973) A review of 15 years experience in the use of sclerotherapy in the control of acute hemorrhage from oesophageal varices. Br J Surg 60:797-800
31. O'Brian Jr (1963) Some effects of adrenaline and anti-adrenaline compounds on platelets in vitro and in vivo. Nature 200:763
32. Hirao M et al (1981) Endoscopic local injection of hipertonic salin epinephrine solution to arrest hemorrage from the upper digestive tract I. Gastroenterol Endosc 23:1097-1107
33. Rutgeerts P, Geobes K, Vantrappen G (1989) Experimental studies of experimental therapies for severe non variceal bleeding in dogs. Gastroenterology 97:610-621
34. Sugawa C, Fujita V, Ikeda T (1986) Endoscopic hemostasis of bleeding of the upper gastrointestinal tract by local injection of ninety-eight percent of dehydrate ethanol. Surg Gynecol Obstet 162:159-163
35. Cook DJ, Guyatt GH, Selana DJ (1992) Endoscopic therapy for acute non variceal upper gastrointestinal hemorrhages: a meta-analysis. Gastroenterology 102:139-148

36. Edmunds SEJ, Laurence BH (1988) Endoscopic ethanol sclerotherapy in non variceal gastrointestinal bleeding. J Gastroenterol Hepatol 3:355-360
37. Stevens PD, Lebwohl O (1994) Hypertensive emergency and ventriculare tachycardia after endoscopic epinephrine injection of a Mallory-Weiss tear. Gastrointest Endosc 40:77-78
38. Laine L (1987) Multipolar electrocoagulation in the treatment of active UGI hemorrhage: a prospective controlled trial. N Engl J Med 316:1618
39. Laine L (1989) Multipolar electrocoagulation in the treatment of peptic ulcer of nonbleeding visible vessels: a prospective controlled trial. Ann Intern Med 110:510
40. Cipolletta L, Bianco MA, Rotondano G (1998) Prospective comparison of Argon Plasma Coagulator and Heater probe in the endoscopic treatment of major peptic ulcer bleeding. Gastrointest Endosc 48:191-195
41. Tseng C, Burke S, Connors P, Geen R, Carr-Locke DL Endoscopic band ligation for treatment of non-variceal upper gastrointestinal bleeding. Endoscopy 23:297-298
42. Bosson R, Etienne T, Rohner A (1985) Les hémorragies digestives hautes de cause rare. Rev Pract 49:2963-2972
43. Sanchez-Bueno F, Garcia Marcilla JA, Molina Martinez J, Candel Arenas MF, Perez Abad JM, Parrilla Paricio P (1990) El sindrome de Mallory-Weiss como factor etiologico en la hemorragia digestiva alta. Revision de 142 casos. Rev Esp Enferm Dig 78:197-200

Indice analitico

Ablazione endoscopica di metaplasia intestinale, 148, 154, 155
Acantosi glicogenica 51-56
Adenocarcinoma esofageo di tipo intestinale, 142
Argon plasma (terapia), 150-155

Barrett (v. anche esofago di Barrett), 139-141, 147-149, 151-155
Biopsia esofagea, 140, 141

Carcinoma con cellule ad anello con castone, 142
Carcinoma esofageo indifferenziato, 137, 139, 141, 142
Cardite, 139
Caustici, 59, 60, 62-64, 68, 69
CCK (v. anche colecistochinina), 21-33
Cellule caliciformi mucipare, 106, 112
Cellule giunzionali, 109, 110
Cellule mucosecernenti superficiali, 111, 112
Cellule pseudoassorbenti, 112
Colecistochinina, 21-33

Dilatazione endoscopica delle stenosi da caustici, 68
Disfagia, 43, 46, 119, 122, 123, 125, 128
Disordini motori esofagei aspecifici, 40
Displasia e metaplasia intestinale, 137-140

Emorragia digestiva superiore e sindrome di Mallory-Weiss, 160
Epitelio cilindrico specializzato, 139

Ernia jatale e patogenesi della MRGE, 3-20
Esofagite, 139
Esofago di Barrett, 105, 106, 111, 113, 115, 139-141

Fundoplicatio, 117-128

GERD, 75-81
Giunzione esofago-gastrica, 105, 106
Giunzione squamocolonnare, 106, 107, 110, 111, 113, 115, 139, 140

Helicobacter pylori e cardite, 139

Inibitori di pompa protonica, 117, 118, 120, 125, 126, 128

Laparoscopia e intervento di Nissen, 118, 123, 124
Loxiglumide, 26, 28-31

Macropliche esofagee, 109, 113
Malattia da reflusso endoscopicamente negativa, 90
Manometria esofagea, 44
Metaplasia intestinale, 126-128, 139-142
Micropliche esofagee, 107, 109
Microvilli e cellule metaplasiche, 109-112
Motilità esofagea inefficace, 43
Mucosa cardiale, 138, 140

NERD (v. M. da reflusso endoscopicamente negativa), 90

Nissen (intervento di), 117, 118, 120-128

Perforazione esofagea, 62, 63, 65, 67-69
PPI, 78, 82

Qualità di vita e intervento di fundoplicatio, 119, 125

Sicurezza degli inibitori di pompa protonica, 78

Sindrome di Mallory-Weiss, 160-163, 167, 168
Stenosi esofagee, 61, 69

Terapia
del NERD, 92-100
della M. da reflusso gastroesofageo (a lungo termine), 75-86
TLESRs, 28-30, 32, 33

GPSR Compliance

The European Union's (EU) General Product Safety Regulation (GPSR) is a set of rules that requires consumer products to be safe and our obligations to ensure this.

If you have any concerns about our products, you can contact us on

ProductSafety@springernature.com

In case Publisher is established outside the EU, the EU authorized representative is:

Springer Nature Customer Service Center GmbH
Europaplatz 3
69115 Heidelberg, Germany

www.ingramcontent.com/pod-product-compliance
Lightning Source LLC
LaVergne TN
LVHW080313260326
834688LV00038B/1097